Gastroenterologisk

sygepleje

den komplette guide

Freja Madsen

Indholdsfortegnelse

« Rejsen gennem fordøjelsessystemet er en udforskning af hjertet af vores væsen; i gastroenterologi opdager vi, a t sundhed begynder indefra. »

Kapitel 1

INTRODUKTION GASTROENTEROLOGI

Definition og generel præsentation af specialet.

Gastroenterologi, et ord, der lyder lige så komplekst som selve specialet, er den gren af lægevidenskaben, der beskæftiger sig med undersøgelse, diagnosticering, behandling og forebyggelse af sygdomme, der påvirker fordøjelsessystemet. Det dækker alt, hvad der har med spiserøret, mavesækken, tyndtarmen, tyktarmen, endetarmen, bugspytkirtlen, leveren og galdeblæren at gøre. Men hvad er det, der gør det så specielt, så forskelligt fra andre medicinske discipliner?

Forestil dig et fantastisk designet system, en række indbyrdes forbundne organer og kanaler, der omdanner den mad, vi spiser, til de næringsstoffer, der er vigtige for vores overlevelse, samtidig med at det, der er overflødigt, ledes ud. Det er magien i vores fordøjelsessystem. Gastroenterologi er det vindue, der åbner sig til denne fascinerende indre verden, så sundhedspersonalet kan forstå dens mysterier, behandle dens lidelser og optimere dens funktion.

Men gastroenterologi stopper ikke der. Den afspejler også vores livsstil, spisevaner og mange andre miljømæssige faktorer, som kan påvirke vores fordøjelses trivsel. Dette speciales rigdom ligger i dets evne til at blande ren videnskab med en holistisk tilgang til sundhed, hvor man altid søger at forstå patienten som en helhed.
Gastroenterologi er langt fra begrænset til hospitaler, men strækker sig også til klinikker, lægepraksisser og endda forskningscentre. Den er i konstant udvikling, drevet af teknologiske og videnskabelige fremskridt, som hele tiden rykker grænserne for, hvad vi ved, og hvad vi kan gøre for vores patienters velbefindende.

Kort sagt er gastroenterologi meget mere end blot et medicinsk speciale. Det er et vidne til det enkelte menneskes historie, en subtil dans mellem anatomi, fysiologi, psykologi og det miljø, vi lever i. Og det er det, der gør det til en så spændende og vigtig del af det store medicinske panorama.

Historisk overblik: udviklingen på området.

At spore gastroenterologiens historie tilbage i tiden er lidt som at følge en flods snoede løb, der er rig på krumspring, opdagelser og nyskabelser. Længe før selve udtrykket "gastroenterologi" blev opfundet, funderede de gamle civilisationer allerede over fordøjelsessystemets mysterier. Fra egyptiske papyri til indiske ayurvediske afhandlinger, via Hippokrates' tekster i det gamle Grækenland, er interessen for fordøjelsens velvære og de sygdomme, der er forbundet med den, ældgammel.

Men det var først i det 19. århundrede, da den moderne medicin kom frem, at gastroenterologi for alvor blev en specialistdisciplin. Opfindelsen af gastroskopet, et instrument, der for første gang tillod direkte visualisering af mavesækkens indre, markerede et afgørende vendepunkt. I stedet for at basere sig på gætværk kunne lægerne nu stille præcise diagnoser og foreslå mere hensigtsmæssige behandlinger.

Det 20. århundrede bød på et væld af innovationer. Endoskopi har f.eks. oplevet store fremskridt, som har gjort det muligt at undersøge ikke bare spiserøret og maven, men også tyktarmen, hvilket radikalt har ændret den måde, mange sygdomme diagnosticeres og behandles på. På samme måde har fremskridt inden for molekylærbiologi og genetik givet uvurderlig indsigt i kroniske inflammatoriske tarmsygdomme som Crohns sygdom og hæmoragisk rectocolitis.

Men selv om teknologi og forskning i høj grad har bidraget til at forme gastroenterologien, bør man ikke undervurdere patienternes egen rolle. Deres ønske om at blive bedre informeret, deres ønske om mere personlig pleje, har også påvirket udviklingen på området. Patientbevægelser som f.eks. dem, der kæmper mod hepatitis, har givet en stemme til dem, der tidligere følte sig marginaliserede eller misforståede.

I dag står gastroenterologien ved en skillevej. Med eksplosionen af data og den digitale revolution er æraen med personlig medicin på vej. Forståelse af mikrobiomer, de komplekse økosystemer af mikroorganismer, der lever i vores fordøjelsessystem, lover endnu en gang at revolutionere vores tilgang til mave-tarmsygdomme.

At genbesøge gastroenterologiens historie betyder at omfavne en rig, kompleks og lovende arv. Det betyder at forstå, at der bag enhver opdagelse, ethvert fremskridt, ligger et urokkeligt ønske om at forbedre patienternes liv og afsløre hemmelighederne i et system, der er lige så fascinerende, som det er afgørende for vores eksistens.

Betydningen af gastroenterologi inden for det medicinske område.

Selv om gastroenterologi kan virke specialiseret, indtager det en central plads i det store medicinske univers. Dette speciale afspejler fordøjelsessystemets kompleksitet og grundlæggende betydning for vores generelle velbefindende. For at forstå dets afgørende betydning behøver vi blot at overveje en række dimensioner.

For det første er fordøjelsessystemet ud fra et rent fysiologisk synspunkt ansvarligt for omdannelse og optagelse af næringsstoffer, processer, som er afgørende for vores overlevelse. Men ud over denne livsvigtige funktion er tarmen, som ofte kaldes "den anden hjerne", et vigtigt knudepunkt for neurotransmittere og er tæt forbundet med vores nervesystem. Det er med dette i tankerne, at gastroenterologi også interagerer med neurologi, især når det gælder om at forstå sammenhængen mellem tarmsundhed og tilstande som depression eller angst.

For det andet spiller leveren, som er et af de vigtigste organer inden for gastroenterologi, en central rolle i kroppens afgiftning, galdeproduktion og regulering af stofskiftet. Leversygdomme som hepatitis eller skrumpelever kan have systemiske konsekvenser, der påvirker andre organer og kræver en tværfaglig tilgang.

Desuden er gastroenterologi kernen i nogle af verdens mest udbredte og voksende sygdomme, f.eks. kronisk inflammatorisk tarmsygdom, gastroøsofageal reflukssygdom og kræft i fordøjelsessystemet. Behandling af disse tilstande kræver banebrydende ekspertise, avancerede teknologier og tæt samarbejde med andre specialister som kirurger, radiologer og onkologer.

Men det er ikke kun sygdommen. Gastroenterologi spiller også en stor forebyggende rolle. Screeningskampagner for kolorektal cancer har f.eks. reddet utallige liv ved at opdage og behandle forstadier til cancer.

Endelig er gastroenterologi også en indgang til at forstå tarmens mikrobiota, det store udvalg af mikroorganismer, der lever i symbiose med os. Nyere forskning viser, at denne mikrobiota ikke kun påvirker vores fordøjelsessundhed, men også vores immunitet, vores stofskifte og endda vores adfærd.

Kort sagt er gastroenterologi ikke bare endnu et medicinsk speciale. Det er en korsvej, et skæringspunkt mellem forskellige discipliner, som vidner om den dybe indbyrdes afhængighed mellem vores kropslige systemer. Det er selve essensen af medicin: en uendelig søgen efter at forstå hele mennesket og altid forsøge at forbedre livskvaliteten.

Kapitel 2

ARBEJDSMILJØET: EN SERVICE SOM INGEN ANDEN

Præsentation af
den gastroenterologiske afdeling.

I hjertet af ethvert hospital, der er dedikeret til specialbehandling, er den gastroenterologiske afdeling, et fristed dedikeret til udforskning, diagnosticering og behandling af sygdomme, der er forbundet med fordøjelsessystemet. Denne enhed, som både er et topmoderne laboratorium og et fristed for pleje, er det knudepunkt, som hele specialet drejer sig om. Her er et kig på denne komplekse og fascinerende verden.

Den gastroenterologiske enhed udmærker sig først og fremmest ved sin tilpassede infrastruktur. Den er ofte udstyret med den nyeste teknologi og omfatter endoskopirum, hvor lægerne kan udføre invasive undersøgelser som koloskopi, gastroskopi eller galdeendoskopi. Hvert rum er designet til at sikre patienternes sikkerhed og komfort, samtidig med at lægerne kan arbejde med præcision.

Der er også en afdeling for indlagte patienter. Her kan patienter, der lider af mere alvorlige sygdomme eller kræver konstant overvågning, blive behandlet. Uanset om det drejer sig om akut pancreatitis, en alvorlig opblussen af inflammatorisk tarmsygdom eller efter fordøjelseskirurgi, er denne fløj afgørende for at sikre omfattende patientpleje.

Men den gastroenterologiske afdeling er mere end bare vægge og maskiner. Frem for alt er det et team. Ekspertgastroenterologer, selvfølgelig, men også specialsygeplejersker, der er uddannet til at forstå de særlige forhold, der gør sig gældende ved fordøjelsessygdomme, og til at give den rette pleje. Der er også portører, teknikere, lægesekretærer og mange andre fagfolk, som bidrager til, at afdelingen fungerer godt.

Derudover har den gastroenterologiske enhed ofte tætte forbindelser med andre afdelinger. Samarbejde med afdelingen for fordøjelseskirurgi er hyppigt, og det samme gælder interaktion med radiologer i forbindelse med billeddiagnostiske undersøgelser eller med onkologer i forbindelse med behandling af kræft i fordøjelsessystemet.

Et aspekt, som nogle gange bliver overset, men som er lige så vigtigt, er forskning. Mange gastroenterologiske afdelinger er involveret i kliniske forsøg, hvor man forsøger at udvikle nye behandlinger eller bedre forstå de underliggende sygdomsmekanismer.
Ud over sin tekniske ekspertise er den gastroenterologiske afdeling også et sted med menneskelighed. Hver patient får en varm velkomst, og der bliver lyttet opmærksomt til hver eneste historie. For selv om medicin er en videnskab, er det først og fremmest en kunst, kunsten at pleje med hjertet.

Så den gastroenterologiske enhed er langt fra bare endnu en afdeling, men afspejler kompleksiteten og rigdommen i selve specialet. Et sted, hvor videnskab, teknologi, omsorg og menneskelighed mødes for at tilbyde det bedste til dem, der har mest brug for det.

Specifikt udstyr og deres anvendelse.

Et af de fascinerende aspekter ved gastroenterologi er det mangfoldige og sofistikerede udstyr, der anvendes. Disse instrumenter, som er resultatet af mange års forskning og innovation, gør det muligt for specialisterne at diagnosticere, behandle og overvåge mave-tarmsygdomme med præcision. Her er en præsentation af det vigtigste udstyr, og hvordan det bruges.

- **Endoskop**: Dette er et langt, fleksibelt rør med et kamera og en lyskilde for enden. Det føres ind gennem patientens mund eller anus.
  - **Gastroskopi**: Brug af et endoskop til at undersøge spiserøret, mavesækken og begyndelsen af tolvfingertarmen.
  - **Koloskopi**: undersøgelse af tyktarmen og eventuelt endetarmen.
  - **Enteroskopi**: Undersøgelse af de dybere dele af tyndtarmen.
- **Ekkoendoskop: En** kombination af et endoskop og en ultralydsscanner. Det bruges til at få ultralydsbilleder af indre strukturer tæt på fordøjelseskanalen, som f.eks. bugspytkirtlen eller galden.
  - **Ekkoendoskopi**: Bruges til at vurdere tumorer, cyster eller andre abnormiteter og kan også bruges til at tage vævsprøver.
- **Endoskopisk kapsel**: En lille kapsel, der indeholder et kamera, som patienten sluger. Den passerer gennem fordøjelsessystemet og sender trådløse billeder til evaluering.
  - Bruges hovedsageligt til at visualisere tyndtarmen, et område, der er vanskeligt at nå med konventionelle endoskoper.
- **Manometer**: Apparat, der bruges til at måle trykket i visse dele af fordøjelseskanalen.
  - **Øsofagusmanometri**: Vurderer bevægeligheden i spiserøret, hvilket er nyttigt ved tilstande som akalasi.
- **PH-meter:** Et apparat, der måler surhedsgraden (pH) i spiserøret over en længere periode.
  - Bruges til at diagnosticere gastroøsofageal reflukssygdom.
- **Dobbeltballonendoskop**: Et avanceret endoskopisk system, der bruger to balloner til at forankre enheden og gradvist bevæge sig ind i tyndtarmen.

- Gør det muligt at udforske hele tyndtarmen.
- **Radiofrekvensablationssystem (RFA)**: Bruges til at behandle forstadier til kræft i spiserøret, f.eks. dysplasi i Barretts spiserør.
- **Elastisk ligeringsudstyr**: Bruges til at behandle spiserørsvaricer ved at ligere blødende kar.

Hvert stykke udstyr kræver specifik træning og ekspertise, hvis det skal bruges korrekt og sikkert. Ud over teknologien er valg af det rigtige udstyr og beherskelse af brugen af det afgørende for at kunne stille en præcis diagnose og foreslå en passende behandling. Gastroenterologi er med sine sofistikerede instrumenter et perfekt eksempel på, hvordan moderne teknologi kan bruges til at forbedre patientplejen.

Tværfaglighed :
samarbejde med andre afdelinger.

Gastroenterologi kan med sin rigdom og kompleksitet ikke isoleres fra andre medicinske discipliner. Hver patient, hver sygdom, kan kræve ekspertise, der går ud over specialets strenge grænser. Tværfaglighed er ikke kun ønskeligt, det er afgørende, hvis patienterne skal behandles holistisk og optimalt. Her er et nærmere kig på dette afgørende samarbejde med andre afdelinger.

- **Fordøjelseskirurgi**: Dette samarbejde er et af de mest indlysende. Uanset om det drejer sig om gastrointestinale tumorer, obstruktioner eller komplikationer ved inflammatorisk tarmsygdom, arbejder fordøjelseskirurgen hånd i hånd med gastroenterologen for at tilbyde den bedste terapeutiske strategi.
- **Radiologi**: Billeddannelse spiller en central rolle i diagnosticeringen af gastrointestinale sygdomme.

23

Uanset om det er en abdominal ultralyd, en enterisk MRI eller en CT-scanning, er radiologen ofte den første til at opdage en abnormitet, som derefter behandles af gastroenterologen.

- **Onkologi**: Kræft i fordøjelsessystemet kræver fælles behandling. Onkologen foreslår strategier for kemoterapi eller immunterapi, mens gastroenterologen overvåger sygdommens udvikling og håndterer komplikationer.
- Patologi: Ved hjælp af mikroskoper bekræfter eller afkræfter patologen en diagnose af kræft, inflammatorisk sygdom eller andre fordøjelsespatologier. Samarbejde er afgørende, især under tværfaglige konsultationsmøder.
- **Reumatologi**: Visse lidelser, som f.eks. ankyloserende spondylitis, kan være forbundet med inflammatorisk tarmsygdom. Koordinering mellem reumatologen og gastroenterologen er afgørende for en omfattende behandling.
- **Dermatologi**: Tilstande som psoriasis kan være forbundet med gastrointestinale lidelser, hvilket kræver en fælles tilgang.
- **Endokrinologi**: Leversygdomme som steatose er tæt forbundet med stofskiftesygdomme, og det er derfor, det er så vigtigt at arbejde sammen med en endokrinolog.
- **Psykiatri og psykologi**: Mental sundhed og fordøjelsessundhed er tættere forbundet, end man ofte er klar over. Irritabel tyktarm kan f.eks. forværres af stress eller angst. Samarbejde med specialister i mental sundhed er nogle gange afgørende for en omfattende behandling.
- **Ernæring**: Diætetik og ernæring er kernen i gastroenterologien. Uanset om det drejer sig om at håndtere malabsorption eller intolerance eller om at rådgive om en bestemt diæt, er ernæringseksperten eller diætisten en værdifuld allieret.

Denne tværfaglige tilgang afspejler kompleksiteten i den menneskelige tilstand. Hvert speciale og hver afdeling yder sit eget bidrag og sikrer, at alle patienter får et 360-graders syn på deres sygdom og de bedste behandlingsstrategier. I denne komplekse og harmoniske dans er gastroenterologen, selv om han er specialist, også en koordinator, en dirigent i hjertet af medicinen.

Kapitel 3

SYGEPLEJERSKENS CENTRALE ROLLE I GASTROENTEROLOGI

De særlige forhold i sygeplejerskerollen i denne afdeling.

Rollen som gastroenterologisk sygeplejerske er kompleks, krævende og givende. I hjertet af plejen er sygeplejersken ofte det første og sidste kontaktpunkt for patienterne og tilbyder både teknisk pleje og følelsesmæssig støtte. Lad os udforske detaljerne i denne vigtige rolle.

- **Specifik teknisk pleje**: Gastroenterologiske sygeplejersker skal mestre en række tekniske færdigheder, der er specifikke for specialet.
    - **Forberedelse til endoskopi**: Dette omfatter indgivelse af skyllemiddel, optagelse af sygehistorie og kontrol af aktuel medicinering.
    - **Assistance under endoskopiske procedurer**: Samarbejde med gastroenterologen for at sikre, at undersøgelsen forløber gnidningsløst og sikkert.
    - **Håndtering efter indgrebet**: Overvågning af vitale tegn, håndtering af potentielle komplikationer og rådgivning om pleje efter indgrebet.
- **Patientuddannelse**: Sygeplejersker spiller en vigtig uddannelsesmæssig rolle ved at hjælpe patienterne med at forstå deres tilstand, deres behandlinger og hvordan de kan håndtere deres helbred derhjemme.
    - Råd om kost, medicin og forebyggelse af komplikationer.
- **Følelsesmæssig støtte**: Mavetarmsygdomme kan have en dybtgående indvirkning på patienternes livskvalitet. Sygeplejersken tilbyder psykologisk støtte ved at lytte til patienternes bekymringer og berolige dem.

- **Plejekoordinering**: Sygeplejersken fungerer som bindeled mellem patienten, speciallægen og andre sundhedsprofessionelle og sikrer flydende kommunikation og holistisk pleje.
- **Klinisk forskning**: På nogle afdelinger kan sygeplejersker være involveret i forskning og hjælpe med at etablere kliniske studier, indsamle data eller overvåge deltagende patienter.
- **Håndtering af specialbehandlinger**: Dette kan omfatte administration af biologiske behandlinger for tilstande som Crohns sygdom eller colitis ulcerosa eller håndtering af patienter, der får enteral eller parenteral ernæring.
- **Infektionsforebyggelse**: På grund af den invasive karakter af mange gastroenterologiske procedurer spiller sygeplejersker en afgørende rolle i infektionsforebyggelse, idet de sikrer, at udstyr steriliseres, og at hygiejneprotokoller følges nøje.
- **Efteruddannelse**: Det gastroenterologiske område udvikler sig hurtigt. Sygeplejersker skal derfor deltage i løbende uddannelse for at holde sig ajour med de seneste fremskridt og bedste praksis.

I sidste ende er den gastroenterologiske sygeplejerske meget mere end en simpel operatør. De er vogtere af patientsikkerheden, undervisere, fortrolige og ofte mellemmænd mellem den medicinske verden og patienten. I dette speciale, som i mange andre, er sygeplejersken afdelingens bankende hjerte, der sikrer, at hver patient behandles med kompetence, medfølelse og værdighed.

De nødvendige færdigheder og kvaliteter.

Gastroenterologiske sygeplejersker har, som i andre medicinske specialer, brug for en kombination af tekniske, interpersonelle og intellektuelle færdigheder for at udmærke sig i deres rolle. Her er de vigtigste færdigheder og kvaliteter for en sygeplejerske inden for dette område:

* Solide kliniske færdigheder:
    * Beherskelse af teknikker til lægemiddeladministration, postoperativ pleje og procedurer, der er specifikke for gastroenterologi.
    * Evne til at udføre detaljerede kliniske vurderinger og fortolke data for at guide behandlingen.
* Kommunikationsevner :
    * Evne til at forklare komplekse tilstande og procedurer på en måde, som patienterne kan forstå.
    * Aktiv lytning for at forstå patienternes bekymringer og behov.
* Empati og medfølelse:
    * Følsomhed over for patienternes personlige og følelsesmæssige problemer, især når de står over for vanskelige diagnoser eller invasive behandlinger.
* Stresshåndtering :
    * Evne til at bevare roen og overblikket i stressede situationer eller nødsituationer.
* Teamwork :
    * Evne til at samarbejde med gastroenterologer, kirurger, sygeplejeassistenter, ernæringseksperter og andet sundhedspersonale.
* Problemløsning og beslutningstagning :
    * Evne til hurtigt at vurdere en situation, overveje forskellige løsninger og træffe informerede beslutninger.
* Opdatering af viden :
    * Forpligtelse til efteruddannelse og til at holde sig ajour med den nyeste forskning og innovation inden for gastroenterologi.

- Manuel fingerfærdighed :
  - Til præcis håndtering af specifikke medicinske instrumenter eller udstyr.
- Fortrolighed :
  - Streng respekt for patienternes ret til fortrolighed og databeskyttelse.
- Organisation og tidsstyring :
- Evne til at prioritere opgaver effektivt i et miljø med højt tempo og til at håndtere flere anmodninger samtidig.
- Stærk professionel etik :
- Forpligtelse til faglige standarder, integritet og levering af kvalitetspleje til alle patienter.

En gastroenterologisk sygeplejerske skal være en kombination af medicinsk tekniker, underviser, rådgiver og fortaler. Hver af disse færdigheder og kvaliteter bidrager til omfattende patientpleje og garanterer ikke kun fysisk sikkerhed, men også følelsesmæssigt og psykologisk velbefindende.

Fortsat uddannelse og karriereudvikling.

Den medicinske verden med dens hektiske tempo af opdagelser og innovation kræver et konstant engagement i efteruddannelse. For gastroenterologiske sygeplejersker er denne forpligtelse dobbelt så vigtig. Ikke alene garanterer det kvalitetspleje til patienterne, men det giver også muligheder for karriereudvikling. Lad os se på, hvordan efteruddannelse kan forme karrierevejen for en sygeplejerske inden for dette felt.

- Specialiserede træningsmoduler:
  - Disse moduler kan dække specifikke områder såsom avancerede endoskopiske teknikker, behandling af inflammatoriske

tarmsygdomme eller nye fremskridt inden for ernæringsterapi.
* Yderligere   certificeringer :
    * Disse certificeringer, som ofte tilbydes af faglige foreninger, validerer ekspertise inden for bestemte områder af gastroenterologi og styrker den faglige profil.
* Deltagelse i konferencer og workshops:
    * Det giver sygeplejersker mulighed for at interagere med førende eksperter, opdage den nyeste forskning og udvikle et professionelt netværk.
* Engagement i klinisk forskning :
    * For dem, der er tiltrukket af forskning, kan deltagelse i kliniske studier åbne døre til forskningskoordinering eller endda rådgivende roller.
* Management- og ledertræning :
    * Disse kurser forbereder sygeplejersker på ledelsesroller, hvad enten det er som teamledere, supervisorer eller endda afdelingsledere.
* Avanceret specialisering :
    * Man kan forestille sig roller som gastroenterologisk sygeplejerske, der kræver avancerede studier, men giver større klinisk autonomi.
* Undervisning:
    * Med erfaring og uddannelse kan nogle vælge at give deres viden videre som kliniske undervisere eller instruktører på sygeplejeskoler.
* Rådgivende roller :
    * Inden for medicinsk   udstyr eller terapi kan man trække på erfarne sygeplejerskers kliniske ekspertise.

- Involvering i foreninger :
    - Aktiv deltagelse i faglige foreninger kan føre til lederroller i disse organisationer.

Karrierevejen for en gastroenterologisk sygeplejerske er ikke begrænset til patientens seng. Med løbende uddannelse, umættelig nysgerrighed og en forpligtelse til at være fremragende er mulighederne enorme. Uanset om det er i klinikken, inden for forskning, administration, undervisning eller rådgivning, åbner hvert trin i efteruddannelsen en ny dør, der lover vækst, tilfredshed og indflydelse inden for det store gastroenterologiske område.

Kapitel 4

STANDARDPROCEDURER OG PROTOKOLLER I GASTROENTEROLOGI

Endoskopi : forberedelse, implementering og overvågning efter proceduren.

Endoskopi er en vigtig procedure inden for gastroenterologi, som gør det muligt at se visse områder af fordøjelsessystemet direkte. For sygeplejersker er det afgørende at støtte patienterne før, under og efter undersøgelsen for at sikre deres sikkerhed og komfort. Lad os se nærmere på de forskellige faser af proceduren.

- Forberedelse til endoskopi :
    - **Forudgående konsultation**: Sygeplejersken optager patientens sygehistorie, tjekker den aktuelle medicinering og sikrer sig, at patienten forstår proceduren.
    - **Faste**: Afhængigt af typen af endoskopi bliver patienten som regel bedt om at faste i et vist antal timer før undersøgelsen.
    - **Forberedelse af tarmen**: Til en koloskopi er det f.eks. vigtigt, at tyktarmen er tom. Sygeplejersken giver klare instruktioner om brug af vaskeopløsninger eller afføringsmidler.
    - **Informeret samtykke**: Sygeplejersken sikrer sig, at patienten fuldt ud har forstået proceduren og dens potentielle risici og giver sit samtykke til, at den udføres.
- Udførelse af endoskopien :
    - **Patientens positionering**: Patienten placeres i en passende stilling på undersøgelsesbordet, ofte på siden.
    - **Overvågning**: Sygeplejersken overvåger konstant patientens livstegn under indgrebet, herunder blodtryk, puls og iltmætning.
    - **Administration af medicin**: Beroligende eller smertestillende medicin gives ofte for at sikre

patientens komfort. Sygeplejersken skal sikre, at de administreres korrekt, og overvåge eventuelle reaktioner.

- **Assistere lægen**: Sygeplejersken assisterer gastroenterologen ved at videregive de nødvendige instrumenter og hjælpe med at håndtere endoskopet, hvis det er nødvendigt.

- Overvågning efter proceduren :

  - **Opvågning**: Efter indgrebet føres patienten til et opvågningsområde, hvor sygeplejersken overvåger de vitale tegn og sikrer, at han eller hun vågner ordentligt op efter bedøvelsen.

  - **Opdagelse af komplikationer**: Selvom det er sjældent, kan der opstå komplikationer som blødning eller perforering. Sygeplejersker skal være opmærksomme og vide, hvordan de hurtigt kan identificere disse komplikationer.

  - **Rådgivning efter indgrebet**: Inden patienten tager af sted, informerer sygeplejersken om, hvad der kan forventes efter endoskopien, eventuelle bivirkninger, og hvornår man kan genoptage en normal kost.

  - **Opfølgning**: I nogle tilfælde kan der foretages en telefonisk opfølgning for at sikre, at patienten har det godt, og at der ikke er opstået senkomplikationer.

Endoskopi er en almindelig procedure inden for gastroenterologi, men den kræver omhyggelig opmærksomhed i alle faser for at sikre patientens sikkerhed og velbefindende. Takket være sygeplejerskens ekspertise og omsorg bliver denne procedure så behagelig og sikker som muligt, hvilket gør det muligt at indhente vigtige diagnostiske oplysninger eller udføre terapeutiske indgreb.

Koloskopi :
proceduren forklares trin for trin.

Koloskopi er en endoskopisk procedure, der gør det muligt at undersøge tyktarmen i detaljer. Det er et vigtigt diagnostisk værktøj til at opdage tilstande som polypper, kræft eller betændelse. Lad os se på proceduren trin for trin.

- Årsag til koloskopi :
- Almindelige årsager til at anbefale en koloskopi er screening for tarmkræft, vurdering af fordøjelsessymptomer (f.eks. blødning eller mavesmerter) og overvågning af allerede eksisterende tilstande som f.eks. inflammatorisk tarmsygdom.
- Forberedelse :
    - **Indledende instruktioner:** Patienterne får klare instruktioner om forberedelse, ofte et par uger før indgrebet.
    - **Særlig diæt:** 1-2 dage før koloskopien anbefales det generelt at følge en fiberfattig diæt og dagen før en klar flydende diæt.
    - **Tarmforberedelse:** Om aftenen før undersøgelsen (eller nogle gange om morgenen på undersøgelsesdagen) tager patienten en vaskeopløsning for at rense tyktarmen helt. Dette trin er vigtigt for at få klare billeder.
- Dagen for proceduren :
    - **Ankomst og tilvænning:** Efter ankomsten til klinikken eller hospitalet får patienten en undersøgelseskittel på. Der lægges ofte et intravenøst kateter for at give medicin.
    - **Sedation:** Der gives normalt beroligende medicin for at hjælpe patienten med at slappe af og føle sig godt tilpas under indgrebet.

- Selve   koloskopien :
    - **Placering**: Patienten placeres normalt på venstre side med let bøjede ben.
    - **Introduktion af koloskopet: Et koloskop, et** fleksibelt rør med et kamera, føres forsigtigt ind gennem anus og føres forsigtigt gennem tyktarmen.
    - **Luftindblæsning**: Der indblæses luft eller kuldioxid for at puste tyktarmen op og muliggøre bedre visualisering.
    - **Undersøgelse**: Lægen undersøger tyktarmen, mens koloskopet gradvist trækkes tilbage, og leder efter abnormiteter som polypper, tumorer eller betændelse. Der kan tages biopsier, hvis det er nødvendigt.
    - **Polypektomi**: Hvis der opdages polypper, kan de ofte fjernes med det samme ved hjælp af særlige instrumenter, der føres gennem koloskopet.
- Efter proceduren :
    - Opvågning **efter bedøvelse**: Patienten overvåges i et opvågningsområde, indtil de fleste af virkningerne af bedøvelsen er forsvundet.
    - **Resultater**: Gastroenterologen diskuterer normalt de første resultater og eventuelle anbefalinger. Hvis der er taget biopsier, kan det være nødvendigt at vente et par dage på de endelige resultater.
    - **Resterende   gas** : At blæse luft ind kan forårsage oppustethed eller gas, som generelt forsvinder hurtigt.
- Anbefalinger efter proceduren :
    - Patienterne bliver som regel bedt om at hvile sig resten af dagen.

- Det anbefales ikke at køre bil i 24 timer efter bedøvelsen, så det er ofte nødvendigt at have en ledsager med hjem.

Koloskopi er en sikker og effektiv procedure, når den udføres af kvalificerede fagfolk. Den spiller en afgørende rolle i forebyggelse, diagnosticering og behandling af forskellige tarmsygdomme.

Prøver, biopsier og andre rutineopgaver.

Inden for gastroenterologi udføres en række forskellige procedurer for at diagnosticere eller behandle specifikke tilstande. Lad os udforske nogle af de mest almindelige og deres betydning.

- Prøver og biopsier:
    - **Mavebiopsi**: Bruges til at vurdere betændelse, infektioner (f.eks. *Helicobacter pylori*) eller tumorer i maven.
    - **Tyktarmsbiopsi**: Udføres ofte under en koloskopi og bruges til at analysere polypper, diagnosticere inflammatorisk tarmsygdom eller opdage kolorektal cancer.
    - **Leverbiopsi**: Der tages en prøve af levervævet for at vurdere leversygdomme som hepatitis, skrumpelever eller tumorer.
- Udvidelse:
    - **Øsofagusdilatation**: Hvis patienten har en stenose eller forsnævring af spiserøret, kan et særligt instrument bruges til forsigtigt at udvide dette område og forbedre passagen af mad.
    - **Udvidelse af galdegangene**: I nogle tilfælde kan de kanaler, der fører galden, blive indsnævret. Udvidelse forbedrer galdestrømmen.

- Polypektomi:
    - Det er fjernelse af polypper, som normalt opdages under en koloskopi. Det er en vigtig forebyggende foranstaltning, da nogle polypper kan udvikle sig til kræft.
- Endoskopisk sphincterotomi:
    - Denne operation udføres for at behandle problemer med galdeblæren eller bugspytkirtlen. Den indebærer et snit i lukkemusklen Oddi, som er den muskel, der styrer strømmen af galde og bugspytkirtelsaft.
- Stentning:
    - Hvis en kanal eller passage er blokeret, f.eks. på grund af en tumor, kan der indsættes en stent (et lille rør) for at holde passagen åben.
- Endoskopisk fjernelse af tumorer:
    - Nogle overfladiske tumorer i fordøjelseskanalen kan fjernes endoskopisk uden behov for åben kirurgi.
- Hæmostase:
    - Blødning fra fordøjelseskanalen kan behandles med forskellige endoskopiske metoder, f.eks. injektioner, termisk koagulation eller clips.
- Ligering af øsofagusvaricer:
    - Øsofagusvaricer er udvidede vener, der kan bløde. Ligation består i at placere et elastisk bånd omkring åreknuden for at binde den af og stoppe blødningen.

Hver af disse procedurer kræver specifik forberedelse, tekniske færdigheder og overvågning efter proceduren. Sygeplejerskens rolle er afgørende for at sikre patienternes sikkerhed, tilstrækkelig forberedelse, problemfri afvikling af proceduren og passende opfølgning.

Kapitel 5

HÅNDTERING AF RUTINESAGER I GASTROENTEROLOGI

Inflammatoriske tarmsygdomme: tegn, symptomer og behandling.

Inflammatorisk tarmsygdom (IBD) er en gruppe af lidelser, der forårsager langvarig betændelse i fordøjelseskanalen. De to vigtigste former for IBD er Crohns sygdom og colitis ulcerosa. Selv om disse to sygdomme har fælles træk, påvirker de forskellige dele af fordøjelseskanalen.

- Crohns sygdom :
- **Berørte områder**: Hele fordøjelseskanalen, fra mund til anus, kan blive påvirket. Betændelsen er ofte dyb og kan påvirke alle lag af tarmvæggen.
- **Tegn og symptomer**: Mavesmerter, diarré, vægttab, feber, træthed, kvalme, mavesår, analproblemer som fissurer, fistler eller bylder.
- Colitis ulcerosa :
- **Berørte områder**: Kun tyktarmen (tyktarm og endetarm). Betændelsen er generelt mere overfladisk og påvirker slimhinden.
- **Tegn og symptomer**: Blodig diarré, mavesmerter og kramper, trang til afføring, træthed, vægttab, feber.

Almindelige risikofaktorer :
- Familiehistorie
- Alder (diagnosticeres ofte hos unge voksne)
- Rygning (øger risikoen for Crohns sygdom og kan beskytte mod colitis ulcerosa)
- Brug af ikke-steroide antiinflammatoriske lægemidler (NSAID)

Behandlinger :
- Medicin :
    - **Aminosalicylater**: såsom mesalazin eller sulfasalazin, reducerer inflammation.
    - **Kortikosteroider**: såsom prednison, reducerer inflammation og bruges til akutte opblusninger.

- **Immunosuppressiva**: såsom azathioprin eller mercaptopurin, reducerer immunsystemets aktivitet.
- **Biologiske**: Som infliximab eller adalimumab er de specifikt rettet mod visse stoffer, der er involveret i inflammation.
- Kirurgi:
  - **Crohns sygdom**: I tilfælde af komplikationer eller behandlingsresistent sygdom kan det være nødvendigt at fjerne det angrebne område.
  - **Colitis ulcerosa**: Hvis medicin ikke virker, kan kolektomi (fjernelse af tyktarmen) anbefales.
- Andre behandlinger:
  - **Ernæring**: Nogle patienter kan have brug for kosttilskud eller en særlig diæt, især under opblussen.
  - **Probiotika**: Selvom forskningen stadig er i gang, kan visse probiotiske stammer hjælpe med at opretholde remission.
- Håndtering af symptomer:
  - Undgå almindelige fødevaretriggere som krydret, fed eller mælkeagtig mad.
  - Håndter stress, som kan forværre symptomerne.
  - Følg regelmæssigt op med en gastroenterolog for at overvåge sygdommen og justere behandlingen.

Den gastroenterologiske sygeplejerskes rolle er afgørende i behandlingen af IBD-patienter. Uanset om de uddanner patienterne om sygdommen, administrerer medicin, overvåger bivirkninger eller yder følelsesmæssig støtte, spiller sygeplejerskerne en central rolle i patienternes behandlingsforløb.

Lever- og galdevejssygdomme.

Leveren er et af de største og mest komplekse organer i kroppen, og den spiller en central rolle i fordøjelsen, afgiftningen og stofskiftet. Galdegangene er afgørende for transporten af galde, en væske, der produceres af leveren for at fordøje fedt. En række tilstande kan påvirke disse vigtige strukturer.

- Hepatitis:
    - **Viral hepatitis:** Betændelse i leveren forårsaget af en af de fem hepatitis-vira (A, B, C, D, E). Symptomerne omfatter gulsot, træthed, kvalme og mavesmerter.
    - **Autoimmun hepatitis:** En kronisk sygdom, hvor immunsystemet angriber leveren.
    - **Alkoholisk hepatitis:** Betændelse og skade på leveren forårsaget af overdreven alkoholindtagelse.
- Skrumpelever:
    - Kronisk ardannelse og leverdysfunktion som følge af forskellige tilstande, f.eks. kronisk hepatitis eller alkoholmisbrug.
- Leverkræft:
    - Kan udvikles direkte i leveren (hepatocellulært karcinom) eller skyldes spredning af andre kræftformer.
- Hepatisk steatose:
    - Ophobning af fedt i levercellerne, ofte forbundet med fedme, diabetes eller overdrevent alkoholforbrug. Kan udvikle sig til ikke-alkoholisk steatohepatitis (NASH), en mere alvorlig form, der kan føre til skrumpelever.
- Primær biliær kolangitis (PBC):
    - En autoimmun sygdom, som påvirker de små galdegange inde i leveren.

- Primær skleroserende kolangitis (PSC):
  - Betændelse, ardannelse og obstruktion af galdegangene i og uden for leveren.
- Biliær lithiasis (galdesten):
  - Der dannes små sten i galdeblæren, som kan blokere galdegangene og give stærke smerter.
- Kræft i galdegangene (kolangiokarcinom):
  - Ondartet tumor, der udvikler sig fra cellerne i galdegangene.
- Infektioner:
  - **Leverabsces:** Ophobning af pus i leveren, som regel forårsaget af en infektion.
  - **Akut kolangitis:** Infektion i galdegangene, ofte på grund af en blokering.

Diagnose og behandling:

Lever- og galdesygdomme diagnosticeres ved hjælp af en kombination af blodprøver, billedundersøgelser (f.eks. ultralyd, CT-scanning, MRI) og i nogle tilfælde en leverbiopsi.

Behandlingen varierer alt efter den specifikke sygdom og spænder fra medicinsk behandling (f.eks. antivirale midler mod hepatitis) til kirurgi (f.eks. for at fjerne galdesten eller tumorer). I alvorlige tilfælde kan en levertransplantation være nødvendig.

Som en del af den gastroenterologiske sygepleje er patientuddannelse om forebyggelse, symptombehandling, medicinadministration og overvågning af potentielle komplikationer afgørende. Sygeplejersker spiller en central rolle i at støtte patienter med hepatobiliære lidelser, vejlede dem i deres plejeforløb og sikre optimal livskvalitet.

Gastritis, mavesår og andre mavesygdomme.

Maven er et muskuløst hulrum, som er afgørende for fordøjelsen. Men på grund af dens sure miljø er den også sårbar over for en række lidelser.

- Gastritis:
    - **Beskrivelse**: Betændelse i maveslimhinden.
    - **Årsager**: Infektioner (ofte forbundet med *Helicobacter pylori*), alkoholmisbrug, langvarig brug af ikke-steroide antiinflammatoriske lægemidler (NSAID), stress, tilbagesvaling af galde osv.
    - **Symptomer**: Mavesmerter eller ubehag, kvalme, opkastninger, for tidlig mæthedsfornemmelse.
- Gastroduodenale sår:
    - **Beskrivelse**: Åbne læsioner, der dannes på slimhinden i mavesækken (mavesår) eller tolvfingertarmen (sår på tolvfingertarmen).
    - **Årsager**: Infektion med *H. pylori*, langvarig brug af NSAID'er, genetiske faktorer, rygning.
    - **Symptomer**: Brændende eller stikkende mavesmerter, kvalme, sure opstød, vægttab.
- Gastroenteritis:
    - **Beskrivelse**: Betændelse i mave- og tarmslimhinden.
    - **Årsager**: Virale, bakterielle eller parasitære infektioner, madforgiftning.
    - **Symptomer**: Diarré, opkastninger, mavekramper, feber, dehydrering.
- Irritabel mave-syndrom (nervøs gastritis):
    - **Beskrivelse**: Funktionelle lidelser uden påviselig organisk læsion.

- **Årsager**: Stress, uhensigtsmæssig kost, hormonelle forstyrrelser.
- **Symptomer**: Mavesmerter, oppustethed, mæthedsfornemmelse, sure opstød.

- Tumorer i mavesækken:
  - **Beskrivelse**: Unormal vækst af celler i maven, enten godartet (f.eks. polypper) eller ondartet (mavekræft).
  - **Årsager**: Genetiske faktorer, *H. pylori-infektion,* kost rig på salt og røget mad, rygning, kronisk atrofisk gastritis.
  - **Symptomer**: Appetitløshed, vægttab, mavesmerter, kvalme, opkastninger, blødninger i fordøjelsen.

Diagnose og behandling:
Diagnosen af disse mavelidelser er generelt baseret på kliniske symptomer, sygehistorie, endoskopiske undersøgelser (gastroskopi), biopsier, blodprøver og udåndingsprøver for *H. pylori.*
Behandlingen er skræddersyet til den specifikke tilstand:
- Antibiotika til at udrydde *H. pylori.*
- Protonpumpehæmmere (PPI'er) eller H2-receptorantagonister for at reducere mavesyre.
- Antispasmodiske lægemidler til funktionelle lidelser.
- Kirurgi i tilfælde af sårkomplikationer eller for at fjerne tumorer.
- Kost- og ernæringsråd for at undgå triggere.

Sygeplejerskens rolle er afgørende i behandlingen af mavesygdomme. Det omfatter uddannelse af patienten i at tage medicin, vigtigheden af at følge behandlingen, forebyggelse af komplikationer og anbefalede kostændringer. Sygeplejerskers evne til at yde empatisk og pædagogisk pleje er afgørende for at hjælpe patienter med at navigere i disse ofte smertefulde og ubehagelige tilstande.

Kapitel 6

FORHOLDET MELLEM PATIENT OG SYGEPLEJERSKE: ET BÅND AF TILLID

Følelsesmæssige udfordringer
af pleje.

Sygeplejepraksis på en gastroenterologisk afdeling er ikke kun teknisk; den har også en betydelig følelsesmæssig dimension. Den intime og ofte komplekse karakter af gastrointestinale tilstande kan gøre plejen følelsesmæssigt krævende for både patient og sundhedspersonale.

- Patientens sårbarhed:
  - **Undersøgelsernes intimitet**: Procedurer som koloskopi eller endoskopi kan opfattes som invasive og pinlige for patienten.
  - **Stigmatisering**: Tilstande som inflammatorisk tarmsygdom kan føre til pinlige symptomer (diarré, luft i maven), som kan medføre skam eller forlegenhed.
- Vanskeligt at kommunikere:
  - **Meddelelse om alvorlige diagnoser: Det** kan være følelsesmæssigt belastende at informere en patient om kræft eller en kronisk sygdom.
  - **Forklaring af komplekse procedurer: Det er en** udfordring at forenkle medicinske begreber og samtidig sikre, at patienterne forstår dem.
- Sygeplejerskens følelsesmæssige ansvar:
  - **Empati vs. overinvestering**: At finde balancen mellem at investere følelsesmæssigt i patientens velbefindende og at holde en vis afstand af hensyn til din egen mentale sundhed.
  - **Udbrændthed**: Gentagne opgaver, stress og intense følelsesmæssige situationer kan føre til udbrændthed.

- Håndtering af patientens og familiens forventninger:
  - **Håb versus virkelighed: Det** er nogle gange nødvendigt at dæmpe patienternes eller deres familiers håb om behandlingsresultater eller restitutionstider.
  - **Støtte ved livets afslutning: I** tilfælde af alvorlige sygdomme er det en følelsesmæssigt tung opgave at støtte patienter og deres familier i denne fase.
- At arbejde som en del af et team:
  - **Tværprofessionelle konflikter**: Uenighed om, hvordan en patient skal behandles, kan føre til spændinger.
  - **Gensidig følelsesmæssig støtte**: Det er afgørende at kunne regne med sine kolleger for at få støtte, dele erfaringer eller slappe af.
- Uddannelse og supervision:
  - **Mangel på følelsesmæssig træning: De** fleste sygeplejeuddannelser fokuserer på tekniske færdigheder og udelader nogle gange det følelsesmæssige aspekt af plejen.
  - **Behov for supervision**: Regelmæssige samtaler med en supervisor eller psykolog kan hjælpe med at håndtere stress og følelser.

Tilpasningsstrategier:
For at imødekomme disse udfordringer er det vigtigt, at sygeplejersker udvikler strategier til at håndtere dem:
- **Løbende uddannelse**: Deltag i kurser med fokus på kommunikation, følelsesmæssig håndtering eller etik.
- **Regelmæssig supervision**: Udnyt mulighederne for udveksling og refleksion.
- **Velværepraksisser**: afslapningsteknikker, meditation, sport, hobbyer osv.
- **Støttenetværk**: udveksling med ligestillede, diskussionsgrupper eller psykologisk støtte.

Bevidsthed om og anerkendelse af de følelsesmæssige udfordringer, der er forbundet med gastroenterologisk behandling, er afgørende for at sikre fagfolks trivsel og optimal patientbehandling.

Kommunikation og patientuddannelse.

Kommunikation er kernen i gastroenterologisk sygeplejepraksis. Den spiller en væsentlig rolle i uddannelse, forebyggelse, forståelse og behandling af mave-tarm-sygdomme.

- Forståelse af patienten:
    - **Aktiv lytning**: At bruge tid på at lytte til patienten hjælper os til at forstå deres bekymringer, symptomer og forventninger.
    - **Holistisk vurdering**: At se ud over de fysiske symptomer og tage hensyn til den enkeltes følelsesmæssige, sociale og kulturelle dimensioner.
- Videregivelse af information:
    - **Forenkling af medicinske termer**: Oversæt medicinsk jargon til et tilgængeligt sprog uden at gå på kompromis med informationens nøjagtighed.
    - **Brug af visuelle hjælpemidler**: Diagrammer, videoer og mock-ups kan gøre det lettere at forstå.
- Patientuddannelse:
    - **Selvforvaltning af sygdomme**: Træning af patienter i at håndtere deres symptomer, tage deres medicin og håndtere nødsituationer.
    - **Forberedelse til procedurer**: Tydelig forklaring af faser, risici og fordele ved indgreb.
    - **Kostråd**: Giv ernæringsmæssige anbefalinger, der er specifikke for hver mave-tarmtilstand.

- Håndtering af følelser:
    - **Validering af følelser**: Anerkendelse og validering af patientens følelser, hvad enten det drejer sig om frygt, angst eller frustration.
    - Afspændingsteknikker: Foreslå teknikker som dyb vejrtrækning eller visualisering for at hjælpe med at håndtere den stress, der er forbundet med sygdommen eller procedurerne.
- Inddragelse af familien:
    - **Fælles uddannelsessessioner**: Inddrag familien eller andre betydningsfulde personer i uddannelsessessioner, så de kan støtte patienten.
    - **Diskussioner om fortrolighed: At** sikre respekt for privatlivets fred og samtidig anerkende familiemedlemmernes afgørende rolle i plejen.
- Feedback og afklaring:
    - **Kontrol af forståelsen**: Bed patienten om at omformulere den givne information for at sikre, at han eller hun har forstået den korrekt.
    - **Villighed til at stille spørgsmål**: Tilskynd patienten til at stille spørgsmål, både generelle og specifikke.
- Opdatering af din viden:
    - **Løbende uddannelse**: Sygeplejersker har brug for regelmæssig uddannelse for at holde sig ajour med nye procedurer, behandlinger og kommunikationsteknikker.
    - **Deling af ressourcer**: Tilbyd patienterne brochurer, links til pålidelige hjemmesider eller anbefalinger til videre læsning.

Kommunikation og uddannelse er to grundlæggende søjler i gastroenterologisk behandling. Effektiv kommunikation skaber tillid, fremmer overholdelse af behandlingen og forbedrer de kliniske resultater. Uddannelse giver patienterne mulighed for at spille en aktiv rolle i deres eget helbred, hvilket fører til informerede valg og en bedre livskvalitet. Sygeplejersker har som mellemmænd mellem den medicinske verden og patienten et centralt ansvar på dette område.

Håndtering af vanskelige sager og delikate situationer.

På en gastroenterologisk afdeling konfronteres sygeplejersker regelmæssigt med komplekse situationer, hvad enten de er medicinske, følelsesmæssige eller relationelle. Evnen til at håndtere disse sager og følsomme øjeblikke er afgørende for at sikre patientens sikkerhed og velbefindende og samtidig bevare sygeplejerskens professionalisme.

* Medicinsk komplekse   sager:
    * **Flere forskellige tilstande**: Nogle patienter kan have flere medicinske tilstande på samme tid, hvilket kræver særlig opmærksomhed i forbindelse med medicinering og behandling.
    * **Bivirkninger**: Hvis der opstår uventede bivirkninger eller postoperative komplikationer, kræver det lydhørhed og klinisk ekspertise.
* Følelsesmæssigt ladede   situationer:
    * **Annoncering af en alvorlig diagnose: At** kommunikere dårlige nyheder kræver empati, klarhed og støtte.
    * **Håndtering af sorg: Når man** står over for en uhelbredeligt syg patient eller en patients død, er det vigtigt at støtte familien og håndtere sine egne følelser.
* Vanskelige relationer:
    * **Usamarbejdsvillige patienter**: Nogle patienter kan nægte behandling eller være

uenige i de medicinske anbefalinger. Nøglen er at lytte til dem, afklare problemerne og søge et kompromis.

- **Krævende familier**: Pårørende kan nogle gange have urealistiske forventninger eller være uenige med det medicinske team. Nøglen er kommunikation og at sætte klare grænser.

- Etiske situationer:
  - **Informeret samtykke**: Sikring af, at patienten fuldt ud forstår alle konsekvenser af en procedure eller behandling, før han/hun giver sit samtykke.
  - **Livets afslutning og beslutninger om at begrænse behandlingen:** Disse beslutninger, som altid er komplekse, kræver en tværfaglig tilgang og en dyb respekt for patientens og familiens ønsker.

- Udfordringer i forbindelse med kultur og sprog:
  - **Sprogbarrierer**: Det kan være nødvendigt at bruge tolke eller oversættelsesværktøjer for at sikre klar kommunikation.
  - **Respekt for kulturelle overbevisninger**: Forståelse og respekt for patientens kulturelle overbevisninger og praksisser kan påvirke plejen.

- Håndtering af stress og udbrændthed:
  - **At genkende tegnene**: Sygeplejersker skal være opmærksomme på deres eget følelsesmæssige og fysiske velbefindende og genkende tegnene på udbrændthed.
  - **Professionel støtte**: Søg hjælp, hvad enten det er gennem supervision, kolleger eller professionelle ressourcer.

- Patientfeedback og klager:
  - **Aktiv lytning**: At tage sig tid til at lytte til patientens bekymringer eller klager.

- **Proaktiv løsning**: Samarbejde med det medicinske team om at løse og udbedre eventuelle problemer.

Håndtering af vanskelige tilfælde og delikate situationer er en naturlig del af rollen som gastroenterologisk sygeplejerske. En patientcentreret tilgang kombineret med løbende uddannelse, effektiv kommunikation og professionel støtte gør os i stand til at navigere gennem disse udfordringer med medfølelse, ekspertise og integritet.

Kapitel 7

NØDSITUATIONER I GASTROENTEROLOGI

Blødning i fordøjelsessystemet: identifikation og intervention.

Blødning i fordøjelsessystemet, uanset om det er øvre eller nedre, er en medicinsk nødsituation. Gastroenterologiske sygeplejersker spiller en afgørende rolle i den hurtige identifikation af sådanne blødninger og gennemførelsen af passende indgreb.

* Definitioner og klassifikationer:
    * **Øvre fordøjelsesblødning (HDH)**: Oprindelse proksimalt for Treitz' ligament, såsom mave- eller duodenalsår.
    * **Nedre fordøjelsesblødning (LDH)**: Oprindelse distalt for ligamentum Treitz, ofte forbundet med lidelser i tyktarmen eller endetarmen.
* Tegn og symptomer:
    * **HDH**: Melena (sort, tjæreholdig afføring), hæmatemese (opkastning af blod), hypotension, takykardi.
    * **HDB**: Rektoragi (knaldrødt blod i afføringen), blodig afføring, tegn på chok, hvis man bløder meget.
* Første vurdering:
    * **Patientens historie**: Medicin (antiinflammatoriske midler, antikoagulantia), historie med sår eller andre gastrointestinale patologier.
    * **Fysisk undersøgelse**: vurdering af vitale tegn, abdominal undersøgelse, vurdering af hæmodynamisk status.
* Første behandling:
    * **Hæmodynamisk stabilisering**: Indgivelse af væske, blodtransfusion om nødvendigt.

- **Indsættelse af en nasogastrisk sonde:** I tilfælde af HDH for at vurdere tilstedeværelsen og mængden af blod.
- **Iltbehandling**: Forebyggelse af hypoxi.
- Diagnostiske undersøgelser:
  - **Endoskopi:** Bruges til at identificere blødningskilden og i mange tilfælde til at behandle den ansvarlige læsion.
  - **Koloskopi**: Anvendes i tilfælde af mistanke om HDB.
  - **Angiografi**: I visse situationer, hvor kilden til blødningen ikke er klart identificeret, eller hvis den fortsætter.
- Terapeutiske indgreb:
  - **Endoskopisk**: koagulation, clips, ligering af øsofagusvaricer.
  - **Medicin:** Protonpumpehæmmere til at reducere mavesyre, vasokonstriktorer til spiserørsvaricer.
  - **Kirurgi**: Hvis endoskopiske og medicinske metoder mislykkes eller ikke er mulige.
- Sygepleje efter interventionen:
  - **Kontinuerlig overvågning**: vitale tegn, forekomst af nye blødninger.
  - **Patientuddannelse**: om medicin, kost og advarselstegn på en ny blødning.
  - **Følelsesmæssig støtte**: En blødning i fordøjelsessystemet er en traumatisk oplevelse for mange patienter.
- Forebyggelse:
  - Slimhindebeskyttende medicin: Til patienter med risiko for mavesår.
  - **Undgå alkohol og irriterende fødevarer**: Til patienter med tidligere fordøjelsesblødninger.
  - **Vaccination**: mod hepatitis B og C for at reducere risikoen for skrumpelever og spiserørsvaricer.

Blødninger i fordøjelsessystemet er en medicinsk nødsituation, der kræver hurtig og koordineret indgriben. Takket være deres uddannelse og erfaring er sygeplejerskerne i frontlinjen, når det gælder om at sikre, at patienterne bliver ordentligt vurderet, stabiliseret og plejet, samtidig med at de yder vigtig følelsesmæssig og pædagogisk støtte.

Okklusioner i tarmene: tegn, interventioner og postoperativ pleje.

Tarmobstruktioner - mekaniske eller funktionelle obstruktioner, der forhindrer normal passage af tarmindholdet - er medicinske nødsituationer. De skal identificeres og behandles hurtigt for at undgå alvorlige komplikationer. Sygeplejersker spiller en central rolle i denne proces.

- Definition og årsager:
    - **Mekanisk obstruktion**: På grund af en fysisk læsion, der forhindrer passage, f.eks. en tumor, sammenvoksninger eller et stranguleret brok.
    - **Ileus paralyticus**: ophør af tarmsammentrækninger uden mekanisk obstruktion, ofte på grund af operation, infektion eller elektrolytforstyrrelser.
- Tegn og symptomer:
    - **Mavesmerter**: Ofte kramper og kolik.
    - Udspilet mave.
    - **Opkastning**: Kan være fækal ved tyndtarmsobstruktion.
    - Fravær af luft i maven og afføring.
    - **Tegn på dehydrering:** tør mund, bleg hud, oliguri.

- Første vurdering:
    - **Patientens historie:** kirurgisk historie, medicinering, associerede symptomer.
    - **Fysisk undersøgelse**: Lyt efter tarmlyde (som kan være hyperaktive eller fraværende), palper maven, se efter tegn på bughindebetændelse.
- Diagnostiske undersøgelser:
    - **Røntgenbilleder af maven**: For at identificere placeringen og årsagen til obstruktionen.
    - **Abdominal scanning**: For et mere detaljeret billede.
    - **Blodprøver**: For at tjekke for elektrolytforstyrrelser og andre abnormiteter.
- Første behandling:
    - **Faste**: For at forhindre yderligere udspiling af tarmen.
    - **Nasogastrisk sonde**: For at dekomprimere maven og tyndtarmen og lindre udspiling og opkastninger.
    - **Rehydrering:** Intravenøst for at korrigere dehydrering og elektrolytubalancer.
- Terapeutiske indgreb:
    - **Kirurgi**: Nødvendig ved mekaniske okklusioner, der ikke reagerer på konservativ behandling, eller ved tegn på strangulering eller nekrose.
    - **Medicinsk behandling**: I tilfælde af paralytisk ileus, behandling af de underliggende årsager, såsom infektion, og genoprettelse af elektrolytbalancen.
- Postoperativ sygepleje:
    - **Vital** overvågning: Overvågning af vitale tegn, smerter og tarmlyde.
    - **Smertebehandling**: Administration af analgetika som foreskrevet.

- **Overvågning af operationssår**: Se efter tegn på infektion eller komplikationer.
  - **Ernæringsmæssig støtte**: Påbegyndelse af en progressiv diæt, når tarmtransit er genoptaget.
  - **Patientuddannelse**: om tegn på komplikationer, sårpleje, kost og medicin.
- Forebyggelse af tilbagefald:
  - **Kostråd**: Undgå fødevarer, der giver oppustethed eller luft i maven.
  - **Håndtering af medicin**: Visse former for medicin kan øge risikoen for paralytisk ileus.
  - **Fysisk genoptræning**: Let motion kan hjælpe med at stimulere tarmmotiliteten.

Tarmobstruktion er en alvorlig tilstand, der kræver hurtig og passende indgriben. Sygeplejehåndtering, fra den indledende vurdering til den postoperative pleje, er afgørende for at sikre patienternes sikkerhed og velbefindende. Løbende uddannelse og skærpede færdigheder gør sygeplejerskerne i stand til at yde kvalitetspleje og støtte patienterne i alle faser af deres helbredelse.

Andre potentielle nødsituationer og forvaltningen af dem.

Inden for gastroenterologi kan der ud over blødning og tarmobstruktion opstå en række andre nødsituationer. Hurtig indgriben er afgørende, og sygeplejen er central i håndteringen af disse situationer.

- Gastrointestinal perforation:
  - **Tegn på sygdom**: Alvorlige mavesmerter, stiv mave ("træmave"), feber, tegn på chok.

- **Behandling**: Faste, gastrisk bypass til dekompression, antibiotika, akut operation.
- Akut pancreatitis:
  - **Tegn på sygdom**: Intense mavesmerter med udstråling til ryggen, kvalme, opkastning, udspilet mave.
  - **Behandling**: Faste, smertestillende medicin, rehydrering, behandling af elektrolytforstyrrelser.
- Blødende varicer i spiserøret:
  - **Tegn**: Opkastning af blod, melena, hypotension.
  - **Behandling**: Vasokonstriktiv medicin, endoskopi til ligering eller skleroterapi, Blakemore-kateter til ukontrolleret blødning.
- Akut blindtarmsbetændelse:
  - **Tegn**: Smerter i højre nedre kvadrant, feber, kvalme.
  - **Behandling**: Akut operation for at fjerne blindtarmen, antibiotika.
- Akut kolecystitis:
  - **Tegn på sygdom**: Smerter i højre øvre kvadrant, feber, kvalme, opkastning.
  - **Behandling**: faste, antibiotika, analgetika, kolecystektomi.
- Intestinal iskæmi:
  - **Tegn på sygdom**: Pludselige og svære mavesmerter, blodig diarré, udspilet mave.
  - **Behandling**: Revaskularisering, operation for at fjerne nekrotiske segmenter, antibiotika.
- Fulminant hepatitis:
  - **Tegn**: Gulsot, ændret bevidsthed, blødning.
  - **Behandling**: Overvågning på intensivafdeling, levertransplantation som sidste udvej.
- **Korttarmssyndrom** (efter omfattende kirurgi) :
  - **Tegn på**: Diarré, vægttab, ernæringsmæssige mangler.

- **Behandling**: Kosttilskud, medicin til at bremse transit, evt. tarmtransplantation.

Hver gastrointestinal nødsituation giver unikke diagnostiske og behandlingsmæssige udfordringer. Sygeplejersker skal være veluddannede til at genkende de tidlige tegn og symptomer på disse tilstande, iværksætte førstehjælp og samarbejde med et tværfagligt team for at sikre en omfattende behandling. Løbende uddannelse og regelmæssig opdatering af viden er afgørende for at sikre optimal pleje af patienter i akutte situationer.

Kapitel 8

TEAMWORK: EN NØDVENDIG SYNERGI

Samarbejde med gastroenterologer.

Et tæt samarbejde mellem sygeplejersker og gastroenterologer er afgørende for at sikre optimal patientpleje. Dette samarbejde er ikke kun begrænset til at udføre recepter, men strækker sig til kommunikation, plejeplanlægning, patientuddannelse og meget mere.

- Indledende vurdering af patienten:
    - **Optagelse af** anamnese: Sygeplejersker optager ofte en detaljeret sygehistorie om patienten og kan identificere vigtige oplysninger til gastroenterologen.
    - **Testforberedelse**: Hjælp med at koordinere og forberede patienter til endoskopiske undersøgelser eller andre undersøgelser.
- Plejeplanlægning:
    - **Diskussion af komplekse tilfælde**: Udveksling af information om patienten for at udvikle en passende plejeplan.
    - **Deltagelse i stuegang**: opdateringer om patientens tilstand, symptomer og respons på behandling.
- Procedurer og behandlinger:
    - **Assistance under endoskopi**: forberedelse af patienten, opfølgning under proceduren og postoperativ overvågning.
    - **Administration af medicin**: Overvåg reaktioner og bivirkninger, og meddel eventuelle bekymringer til lægen.
- Patientuddannelse:
    - **Forberedelse til procedurer**: forklare, hvad man kan forvente, svare på spørgsmål.
    - **Håndtering af medicin**: Uddanne patienter om dosering, bivirkninger og potentielle interaktioner.

- **Kost og ernæring**: tilbyde rådgivning om specialkost, enteral eller parenteral ernæring.
- Forskning og videreuddannelse:
  - **Deltagelse i kliniske studier**: Sygeplejersker kan hjælpe med dataindsamling og patientovervågning.
  - **Fælles uddannelseskurser**: Deltag i seminarer, konferencer eller workshops for at holde dig ajour med den seneste udvikling.
- Feedback og anbefalinger:
  - **Feedback**: Sygeplejersker er ofte de første til at observere ændringer i patientens tilstand og kan anbefale justeringer i plejen eller behandlingen.
  - **Forbedring af plejekvaliteten**: Forslag til forbedringer baseret på daglige observationer eller feedback fra patienter.

Samarbejdet mellem sygeplejersker og gastroenterologer er symbiotisk, hvor hver fagperson bidrager med sine færdigheder og sin ekspertise til gavn for patienten. Åben kommunikation, gensidig respekt og en klar forståelse af hinandens roller er afgørende for at sikre dette frugtbare samarbejde og for at yde pleje af højeste kvalitet.

Sygeplejeassistenternes rolle og andet paramedicinsk personale.

I forbindelse med gastroenterologi spiller portører og andet paramedicinsk personale en vigtig rolle i at sikre omfattende patientpleje. Deres bidrag rækker langt ud over den basale hjælp og er afgørende for, at afdelingen fungerer gnidningsløst.

- Plejeassistenter:
    - **Daglig støtte**: At hjælpe patienter med daglige aktiviteter som at vaske sig, klæde sig på og komme omkring.
    - **Vitalparametre**: Regelmæssig overvågning af vitalparametre og rapportering af eventuelle abnormiteter.
    - **Mad og drikke**: Hjælp patienterne med at spise og drikke, og sørg for at tage hensyn til eventuelle særlige kostbehov.
    - **Prøver**: Indsamling af urin- eller afføringsprøver, hvis det er nødvendigt.
    - **Kommunikation: At** fungere som mellemmand mellem patienten, familien og det medicinske team og at identificere patienternes nonverbale behov.
- Fysioterapeuter:
    - **Postoperativ rehabilitering**: Hjælper patienter med at komme sig efter en operation eller en længerevarende indlæggelse.
    - **Åndedrætsøvelser**: Vigtigt for patienter, der har gennemgået en abdominal operation.
    - **Tidlig mobilisering**: Tilskyndelse til mobilitet for at forebygge komplikationer som f.eks. dyb venetrombose.
- Diætister:
    - **Ernæringsvurdering**: Analyse af patientens ernæringsstatus for at anbefale en passende kost eller kosttilskud.
    - **Specifikke kostråd**: For eksempel til patienter, der lider af inflammatorisk tarmsygdom eller malabsorption.
    - **Håndtering af enteral og parenteral ernæring**: Overvåg patienter, der får specialiseret ernæring.

- Socialrådgivere:
    - **Følelsesmæssig støtte**: At hjælpe patienter og deres familier med at håndtere sygdom, hospitalsindlæggelse eller stressede situationer.
    - **Orientering**: Hjælp til at planlægge udskrivning fra hospitalet, finde ressourcer i lokalsamfundet, organisere genoptræning eller hjemmepleje.
- Laboratorieteknikere:
    - **Analyser**: Udførelse af tests på blod-, urin- eller afføringsprøver for at hjælpe med diagnosticering eller opfølgning.
    - **Rapporter**: Formidl hurtigt unormale resultater, så der kan handles med det samme.

Det paramedicinske personale, der arbejder tæt sammen med sygeplejerskerne og lægerne, garanterer holistisk patientpleje. Hvert medlem har en unik ekspertise, som bidrager til en rig og effektiv behandling af gastroenterologiske patienter. Anerkendelse, løbende uddannelse og god kommunikation inden for dette team er afgørende for at optimere kvaliteten af plejen.

Møder i afdelingen
og kontinuitet i plejen.

Kontinuitet i behandlingen er en central søjle i moderne medicin. For patienter, der lider af gastroenterologiske sygdomme, som ofte er komplekse og kræver tværfaglig behandling, er det afgørende at sikre kontinuitet i behandlingen. Servicemøder spiller en vigtig rolle for at sikre, at alle de involverede fagfolk er på samme bølgelængde og arbejder sammen om patientens velbefindende.

- Vigtigheden af afdelingsmøder:
    - **Udveksling af information**: Disse gør det muligt for teamet at diskutere komplekse sager, dele relevant information og bringe forskellige perspektiver på en situation.
    - **Plejeplanlægning**: Definition af plejens faser, organisering af procedurer, fordeling af roller og ansvar.
    - **Opdatering af protokoller**: Diskussion af nye retningslinjer og nylige undersøgelser og opdatering af plejeprocedurer og protokoller i overensstemmelse hermed.
- De vigtigste punkter, der blev diskuteret på møderne:
    - **Case reviews**: Præsentation af indlagte patienter, deres historie, fremskridt og udfordringer.
    - **Uddannelse**: Præsentation af nye teknikker, lægemidler eller forskning, der er relevant for afdelingen.
    - **Organisatorisk**: planlægning af ferie, fordeling af opgaver, styring af ressourcer og udstyr.
- Kontinuitet i plejen og overgang mellem teams:
    - **Effektiv kommunikation**: Sikring af, at vigtige oplysninger videregives mellem teams, når der skiftes afdeling eller udskrives patienter.
    - **Lægejournaler**: Sørg for, at de er opdaterede, tilgængelige og forståelige for alle involverede fagfolk.
    - **Opfølgning efter hospitalet**: Koordinering med behandlende læger, hjemmepleje, genoptræning eller andre eksterne tjenester.
- Inddragelse af patienter og deres familier:
    - **Uddannelse**: At give information om sygdommen, behandlinger, potentielle bivirkninger og hvad man kan gøre derhjemme.

- **Feedback**: Bed om feedback fra patienter og pårørende om deres oplevelse af plejen, så vi hele tiden kan forbedre kvaliteten af vores service.
- **Udskrivningsplanlægning**: Sikring af en smidig overgang for patienten til hjemmet eller en anden institution.

Afdelingsmøder er ikke bare administrative møder. De er kernen i strategien for patientbehandling inden for gastroenterologi. Ved at sikre flydende kommunikation mellem fagfolk og aktivt involvere patienter og deres familier garanterer de kontinuitet i plejen, patientsikkerhed og i sidste ende klinisk ekspertise.

Kapitel 9

75

FOREBYGGELSE OG
UDDANNELSE
I GASTROENTEROLOGI

Fremme af sund kost
og tilstrækkelig hydrering.

Inden for gastroenterologi spiller kost og hydrering en central rolle. En sund kost og tilstrækkelig hydrering kan ikke kun forebygge en lang række gastrointestinale sygdomme, men også optimere helingsprocessen, når en tilstand allerede er til stede. I dette kapitel ser vi på det intime forhold mellem fordøjelseskanalen og det, vi spiser, og vigtigheden af, at det medicinske personale fremmer gode vaner.

- Kostens rolle i gastroenterologi:
    - **Sygdomsforebyggelse**: En afbalanceret kost kan reducere risikoen for adskillige sygdomme som gastritis, inflammatorisk tarmsygdom og visse former for kræft.
    - **Ernæringsterapi**: I nogle tilfælde kan mad bruges som behandling, f.eks. i forbindelse med undgåelsesdiæter eller specifikke diæter til bestemte tilstande.
- De vigtigste næringsstoffer og deres indvirkning på fordøjelsessystemet:
    - **Fibre**: Vigtige for tyktarmens sundhed, de forebygger forstoppelse og reducerer risikoen for divertikulose.
    - **Probiotika og præbiotika**: De er gavnlige for tarmfloraen og kan spille en rolle i behandlingen og forebyggelsen af irritabel tyktarm.
    - **Fedtstoffer**: Indtag dem med måde, da for meget kan føre til fordøjelsesproblemer.
    - **Proteiner**: Nødvendige for reparation og fornyelse af celler i mavetarmslimhinden.

- Vigtigheden af hydrering:
  - **Rolle i fordøjelsen**: Vand letter madens passage gennem fordøjelseskanalen og hjælper med at danne afføring.
  - **Forebyggelse af forstoppelse**: Tilstrækkelig hydrering er afgørende for at forebygge forstoppelse, som er et almindeligt problem inden for gastroenterologi.
- Praktiske råd til at fremme sund kost:
  - **Patientuddannelse**: Organiser workshops eller informationsmøder om ernæring.
  - **Samarbejde med diætister**: De kan give specifikke råd, der er skræddersyet til den enkelte patient.
  - **Tilvejebringelse af ressourcer**: Tilvejebring brochurer, faktaark eller referencehjemmesider om fødevarer og gastroenterologi.
- Udfordringer og forhindringer for god ernæring:
  - **Adgang til kvalitetsmad**: Ikke alle patienter har adgang til en sund, afbalanceret kost.
  - **Kulturelle faktorer**: Visse fødevarer eller spisevaner kan være forankret i patientens kultur.
  - **Komorbiditet**: Visse sygdomme eller behandlinger kan påvirke appetitten eller evnen til at spise.

Fremme af sund kost og tilstrækkelig hydrering er et grundlæggende aspekt af den gastroenterologiske pleje. Gennem uddannelse og tæt samarbejde med andet sundhedspersonale kan sygeplejersker spille en aktiv rolle i at forbedre patienternes livskvalitet og forebygge gastrointestinale sygdomme.

Vigtigheden af tidlig opdagelse gastrointestinale sygdomme.

Fordøjelseskanalen er et komplekst organ, der er hjemsted for mange sygdomme, lige fra mindre lidelser til alvorlige sygdomme, der kan være livstruende. På denne baggrund er tidlig opdagelse af mave-tarmsygdomme af afgørende betydning. Det gør det ikke kun muligt at gribe ind på et tidspunkt, hvor sygdommen er lettere at behandle, men også i nogle tilfælde at forhindre, at den overhovedet opstår.

- Forebyggelse frem for helbredelse:
    - **Nedsat dødelighed**: Tidlig opdagelse af f.eks. tarmkræft kan reducere dødsrisikoen betydeligt ved at opdage og behandle forstadier til kræft.
    - **Mindre invasivt og dyrt: Ved at** behandle en sygdom på et tidligt tidspunkt kan man ofte undgå besværlige, invasive og dyre medicinske procedurer.
- Almindeligt screenede gastrointestinale sygdomme:
    - **Tyk- og endetarmskræft**: Screeningstests som fækal okkult blodprøve eller koloskopi kan identificere polypper eller tumorer på et tidligt tidspunkt.
    - **Cøliaki**: Blodprøver kan identificere denne autoimmune sygdom, før der opstår alvorlige symptomer.
    - **Viral hepatitis**: Regelmæssig screening kan opdage disse infektioner, før de fører til skrumpelever eller leverkræft.
- Risikofaktorer og målgrupper:
    - **Familiehistorie**: Visse gastrointestinale sygdomme har en arvelig komponent, hvilket berettiger til tidlig screening af personer i risikogruppen.

- **Alder**: Sygdomme som tarmkræft er mere almindelige efter en vis alder, og derfor er der behov for regelmæssig screening af de berørte befolkningsgrupper.
- **Specifikke eksponeringer**: For eksempel kan personer, der har været udsat for visse infektioner, lægemidler eller kemikalier, have brug for målrettet screening.
- Oplysning og uddannelse:
    - **Informationskampagner**: Øge den offentlige bevidsthed om vigtigheden af screening gennem mediekampagner, workshops og brochurer.
    - **Lægekonsultationer**: Brug hvert lægebesøg som en mulighed for at vurdere behovet for screening.
- Udfordringerne ved screening:
    - **Patientcompliance**: Nogle patienter kan være tilbageholdende med at gennemgå screeningstest på grund af frygt, fornægtelse eller manglende viden.
    - **Adgang til behandling:** I visse regioner eller befolkningsgrupper kan adgangen til screeningstest være begrænset på grund af økonomiske eller geografiske begrænsninger.

Konklusion:

Tidlig opdagelse af mave-tarmsygdomme er et afgørende skridt mod effektiv forebyggelse, behandling og håndtering. Med den rette bevidsthed om risiciene og et tæt samarbejde mellem sundhedspersonale og patienter er det muligt at reducere den byrde, som disse sygdomme udgør for samfundet, betydeligt.

Øget bevidsthed om sygdomme forbundet med rygning og alkohol.

Rygning og overdrevent alkoholforbrug er blandt de største forebyggelige årsager til sygelighed og dødelighed på verdensplan. Ud over de velkendte virkninger på lunger og lever har disse to risikofaktorer også store konsekvenser for mave-tarmsystemet. Det er vigtigt at øge bevidstheden om disse farer for at forebygge og begrænse skaderne.

- Rygning og mavetarmsystemet:
    - **Kræft i spiserør og mavesæk**: Rygning øger risikoen for at udvikle disse kræftformer betydeligt.
    - **Inflammatorisk tarmsygdom**: Rygning er forbundet med et mere alvorligt forløb af Crohns sygdom og kan påvirke responsen på behandlingen.
    - **Gastroøsofageal reflukssygdom**: Rygning svækker lukkemusklen i spiserøret, hvilket øger risikoen for sure opstød.
- Alkohol og dens virkninger på fordøjelseskanalen:
    - **Skrumpelever og leverkræft**: Alkohol er en af hovedårsagerne til skrumpelever og øger også risikoen for leverkræft.
    - **Alkoholisk pancreatitis**: Overdreven indtagelse kan betænde bugspytkirtlen og forårsage smerte og dysfunktion.
    - **Alkoholisk gastritis**: Alkohol kan irritere mavesækken og forårsage betændelse.
- Udsatte befolkningsgrupper:
    - **Unge voksne**: Unge mennesker udsættes ofte for et socialt pres for at drikke alkohol og begynde at ryge.
    - **Patienter med en familiehistorie**: Personer med en familiehistorie med alkohol- eller

rygerelaterede sygdomme skal være særligt opmærksomme.

- Strategier til at øge bevidstheden:
  - **Uddannelse fra en tidlig alder:** Indfør forebyggelsesprogrammer i skolerne for at øge bevidstheden lige fra starten.
  - **Reklamekampagner**: Brug af medierne til at udsende stærke bevidsthedsskabende budskaber om konsekvenserne af rygning og alkoholmisbrug.
  - **Målrettede konsultationer**: Tilbyd oplysnings- og afvænningssessioner i sundhedscentre.
- Tværfagligt samarbejde:
  - **Samarbejde med addictologispecialister**: Addictologispecialister spiller en vigtig rolle i den samlede behandling af patienter.
  - **Intervention fra psykologer**: For at forstå og behandle de underliggende årsager til afhængighed.
- Udfordringerne ved at skabe opmærksomhed:
  - **Stigmatisering**: Patienter kan føle sig dømt eller skamme sig, hvilket kan være en barriere for at søge hjælp.
  - **Kulturelle og sociale overbevisninger: I** nogle kulturer er forbruget af alkohol eller tobak dybt forankret, hvilket gør det mere komplekst at øge bevidstheden.

Rygning og overdrevent alkoholforbrug har ødelæggende virkninger på bl.a. mave-tarmsystemet. Aktiv, løbende oplysning er nøglen til at reducere udbredelsen af disse skadelige vaner og deres konsekvenser. Ved at kombinere indsatsen fra sundhedspersonale, undervisere og medier er det muligt at gøre en betydelig forskel og redde mange liv.

Kapitel 10

REFLEKSIONER OG UDTALELSER: HVERDAGSLIVET SET INDEFRA

Udtalelser fra erfarne sygeplejersker: udfordringer, succeser og mindeværdige øjeblikke.

<u>Udtalelse 1 - Léa, 15 års ansættelse</u>
"Da jeg startede min karriere inden for gastroenterologi, var jeg imponeret over procedurernes og udstyrets kompleksitet. Den største udfordring var at bevare roen og berolige patienterne under endoskopiprocedurerne, samtidig med at jeg skulle håndtere min egen angst. Men med tiden, erfaringen og støtten fra mit team udviklede jeg et komfortniveau. Den dag, jeg var i stand til at håndtere en akut blødning i fordøjelsessystemet på egen hånd, var et vendepunkt i min karriere og viste mig, at jeg var langt mere kompetent, end jeg havde forestillet mig."

<u>Udtalelse 2 - Omar, 20 års ansættelse</u>
"Et af mine mest mindeværdige øjeblikke var, da jeg tog mig af en ung patient med Crohns sygdom. At se hendes daglige kamp mindede mig om, hvorfor jeg havde valgt dette erhverv. At hjælpe patienter med at håndtere kroniske sygdomme er en konstant påmindelse om livets skrøbelighed og vigtigheden af vores rolle. Da hun kom tilbage mange år senere bare for at sige tak, bekræftede det mig i, at vores arbejde handler om meget mere end medicinsk behandling; det handler om at opbygge relationer."

<u>Udtalelse 3 - Fatima, 18 års ansættelse</u>
"At arbejde inden for gastroenterologi giver konstante udfordringer, lige fra at holde sig ajour med de seneste teknologiske fremskridt til at håndtere vanskelige situationer. Men noget af det, jeg er mest stolt af, er at vejlede unge sygeplejersker. Det er ekstremt tilfredsstillende at give min viden videre til dem og se deres passion og vilje til at udvikle sig. Hver gang en

sygeplejerske, jeg har uddannet, får succes, føler jeg, at det er min egen succes."

Udtalelse 4 - Benjamin, 25 års tjeneste
"En af de største udfordringer, jeg har mødt gennem årene, er at kommunikere med patienter fra forskellige kulturer og sprog. Jeg havde en patient, som talte meget lidt af vores sprog, og som var meget nervøs for sin koloskopi. Med tålmodighed, fagter og hjælp fra en oversætter lykkedes det os at berolige ham. Efter indgrebet tegnede han et hjerte på et stykke papir og gav det til mig. Det mindede mig om, at medfølelse er et universelt sprog."

Udtalelserne fra gastroenterologiske sygeplejersker fremhæver den menneskelige side af faget, de udfordringer, de står over for, men også de øjeblikke, hvor de oplever succes og tilfredsstillelse. På trods af specialets tekniske kompleksitet er det den menneskelige interaktion, evnen til at gøre en forskel i patienternes liv, der er kernen i deres oplevelse.

Erfaringer fra årene.

I løbet af en karriere inden for gastroenterologi samler sygeplejersker et væld af erfaringer og lærdomme, som ikke kun former deres professionelle praksis, men også deres personlige syn på tingene. Her er et par vigtige erfaringer, som ofte nævnes af fagfolk med mange års erfaring inden for området:

- **Vigtigheden af aktiv lytning**: Patienter har i al deres sårbarhed brug for at blive hørt. Aktiv lytning fører ikke kun til bedre diagnose og pleje, men også til et tillidsforhold mellem sygeplejerske og patient.
- **Tilpasningsevne er nøglen**: Medicin udvikler sig konstant, og det samme gør teknologier og

protokoller. Sygeplejersker skal være parate til at lære og tilpasse sig gennem hele deres karriere for at yde den bedst mulige pleje.

- **Omsorg frem for alt**: Det handler ikke kun om at mestre en teknik eller en protokol. Omsorg, empati og medfølelse er centrale elementer i sygeplejerskens rolle. Disse kvaliteter kan gøre hele forskellen for en patients oplevelse.
- **Samarbejde er afgørende**: Teamwork med læger, plejeassistenter og andet sundhedspersonale er afgørende. Åben og respektfuld kommunikation er nøglen til at sikre en smidig og effektiv pleje.
- **Forebyggelse er lige så vigtig som behandling**: Det er ofte lige så vigtigt at oplyse patienterne om forebyggelse, hvad enten det drejer sig om kost, livsstil eller risikobevidsthed, som selve behandlingen.
- **Vigtigheden af egenomsorg**: Sygeplejersker er ofte så fokuserede på deres patienters velbefindende, at de glemmer deres eget. At tage sig tid til sig selv, anerkende sine egne begrænsninger og søge støtte, når det er nødvendigt, er afgørende for en bæredygtig og tilfredsstillende karriere.
- **Hver patient er unik**: Selv om symptomerne kan ligne hinanden, er hver patient et individ med sine egne erfaringer, bekymringer og behov. En individualiseret tilgang til behandlingen er afgørende.
- **Vigtigheden af efteruddannelse**: Gastroenterologi er et felt i konstant udvikling. En forpligtelse til efteruddannelse sikrer, at sygeplejerskerne forbliver på forkant med den bedste praksis og behandling.
- **Tålmodighed er en dyd**: Uanset om det drejer sig om at vente på resultater, håndtere en patients frygt eller mestre en ny færdighed, er tålmodighed ofte et af sygeplejerskens mest værdifulde redskaber.
- **Taknemmelighedens kraft: En** simpel tak fra en patient, en anerkendelse fra en familie eller endda et øjeblik af personlig tilfredshed efter en svær dag -

disse små øjeblikke af taknemmelighed minder os om den dybe grund til, at vi valgte dette erhverv.

Ud over tekniske færdigheder og medicinsk viden er det ofte de uhåndgribelige erfaringer, man gør sig gennem menneskeligt samspil og hverdagens udfordringer, der vækker størst genklang hos gastroenterologiske sygeplejersker. Disse erfaringer former ikke kun deres karriere, men beriger også deres liv i umådelig grad.

Gode råd til nyankomne i afdelingen.

At starte på en gastroenterologisk afdeling eller en hvilken som helst anden medicinsk afdeling kan være både spændende og skræmmende. Det er en verden, der er rig på læring, menneskelig erfaring og tekniske udfordringer. Her er nogle råd til dem, der tager deres første skridt inden for dette speciale:

- **Omfavn livslang læring**: Forvent ikke at vide alt fra starten. Medicin er et felt i konstant udvikling, og gastroenterologi er ingen undtagelse. Vær nysgerrig og åben over for ny viden.
- **Bed om hjælp, når du har brug for det**: Ingen forventer, at du ved alt. Hvis du er usikker eller har spørgsmål, så spørg dine mere erfarne kolleger til råds. Det er et tegn på professionalisme, ikke på svaghed.
- **Opbyg stærke relationer til dit team**: Teamwork er afgørende i denne branche. Lær dine kolleger at kende, forstå deres styrker og svagheder, og opbyg en stærk holdånd.
- **Vær tålmodig og empatisk med dig selv**: Som med enhver ny rolle vil der være svære dage. Det er vigtigt at huske, at alle fejl er en mulighed for at lære.

- **Sæt dig ind i udstyret**: Gastroenterologi bruger en masse specifikt udstyr. Tag dig tid til at lære det at kende, lær hvordan du bruger det, og forstå først og fremmest dets betydning for patienten.
- **Prioritér kommunikation**: Klar kommunikation med patienter, familier og teamet er afgørende. Det hjælper med at forebygge fejl, uddanne effektivt og opbygge tillid.
- **Deltag i kurser og workshops**: Udnyt alle de efteruddannelsesmuligheder, der tilbydes, uanset om det er seminarer, workshops eller oplæsninger.
- **Bevar** det **globale perspektiv**: Fortab dig ikke i detaljerne på bekostning af det store billede. Hver patient er et individ med sin egen historie, sine egne bekymringer og behov.
- **Udvikl afslapningsrutiner**: Stress er iboende i dette erhverv. Find teknikker, der giver dig mulighed for at slappe af og koble af efter en arbejdsdag, hvad enten det er meditation, sport, læsning eller en anden hobby.
- **Forbliv passioneret**: Husk altid, hvorfor du valgte denne karriere. Det er denne passion, der vil lede dig gennem udfordringerne og hjælpe dig med at finde tilfredsstillelse i dit arbejde.

De tidlige stadier af en karriere inden for gastroenterologi kan virke skræmmende, men med den rette indstilling, støtte og vilje til at lære kan det blive en af de mest givende rejser i dit professionelle liv. Hver dag bringer nye opdagelser, meningsfulde interaktioner og muligheder for at gøre en positiv forskel i patienternes liv.

Kapitel 11

89

FARMAKOLOGI I GASTROENTEROLOGI

Almindeligt anvendt medicin og deres indikationer.

Gastroenterologi dækker over en lang række tilstande, og mange lægemidler bruges til at forebygge, behandle eller håndtere disse sygdomme. Her er en ikke-udtømmende liste over lægemidler, der almindeligvis anvendes inden for dette område, med deres vigtigste indikationer:

- Syreneutraliserende midler o g protonpumpehæmmere (PPI) :
    - Eksempler: Omeprazol (Mopral®) , Esomeprazol (Nexium®), Lansoprazol (Lanzor®)
    - Indikationer: Gastroøsofageal reflukssygdom (GERD), gastritis, mavesår og sår på tolvfingertarmen, Zollinger-Ellisons syndrom.
- Antispasmodika :
    - Eksempler: Phloroglucinol (Spasfon®) , Dicyclomine (Bentyl®)
    - Indikationer: Behandling af smerter i forbindelse med tarmkramper, irritabel tyktarm.
- Prokinetik :
    - Eksempler: Metoclopramid (Primpéran®), Domperidon (Motilium®)
    - Indikationer: Kvalme og opkastning, gastroparese, gastroøsofageal refluks.
- Overfladebehandlingsmidler :
    - Eksempler: Sucralfate (Ulcar®)
    - Indikationer: Gastritis, mavesår og sår på tolvfingertarmen.
- Antidiarrémidler :
    - Eksempler: Loperamid (Imodium®), Racecadotril (Tiorfan®)
    - Indikationer : Akut eller kronisk diarré.

- Afføringsmidler :
    - Eksempler: Bisacodyl (Dulcolax®), Macrogol (Forlax®), Lactulose (Duphalac®)
    - Indikationer: Forstoppelse.
- Antiemetika :
    - Eksempler: Ondansetron (Zophren®), Granisetron (Kytril®)
    - Indikationer: Kvalme og opkastning, også som følge af kemoterapi.
- Anti-inflammatoriske midler til fordøjelseskanalen :
    - Eksempler: Mesalazin (Pentasa®), Budesonid (Entocort®)
    - Indikationer: Crohns sygdom, hæmoragisk rectocolitis.
- Specifikke antibiotika til fordøjelseskanalen :
    - Eksempler: Rifaximin (Xifaxan®)
    - Indikationer: Irritabel tarm-syndrom med overvejende diarré, hepatisk encefalopati.
- Antivirale midler :
    - Eksempler: Entecavir (Baraclude®), Tenofovir (Viread®)
    - Indikationer: Kronisk hepatitis B.
- Leverbeskyttere :
    - Eksempler: Ursodeoxycholsyre (Delursan®)
    - Indikationer: Primær biliær cholangitis, biliær cirrhose.
- Probiotika :
    - Eksempler: Lactobacillus, Bifidobacterium
    - Indikationer: Opretholdelse af tarmfloraen, forebyggelse og behandling af antibiotika-associeret diarré.

Denne liste er blot en oversigt over de lægemidler, der anvendes inden for gastroenterologi. Det er vigtigt, at sygeplejersker ikke kun forstår indikationerne, men også interaktionerne, bivirkningerne og kontraindikationerne ved disse lægemidler for at sikre, at patienterne behandles sikkert.

Interaktioner mellem lægemidler at holde øje med.

Lægemiddelinteraktioner er ændringer i et lægemiddels virkning eller toksicitet, når det gives sammen med et andet lægemiddel, mad eller endda drikke. Inden for gastroenterologi er det på grund af den brede vifte af lægemidler, der anvendes, vigtigt at overvåge disse interaktioner nøje for at sikre patientsikkerheden. Her er nogle almindelige og vigtige lægemiddelinteraktioner inden for området:

- Protonpumpehæmmere (PPI'er) :
    - **Clopidogrel**: PPI'er kan reducere effekten af clopidogrel og dermed øge risikoen for kardiovaskulære hændelser.
    - **Azol-svampemidler**: PPI'er kan reducere optagelsen af azol-antimykotika som ketoconazol og itraconazol.
- Antispasmodika :
    - **Antikolinergika**: Kombination af antispasmodika med andre antikolinerge lægemidler kan øge risikoen for bivirkninger som mundtørhed, forstoppelse og forvirring.
- Prokinetiske midler (f.eks. metoclopramid) :
    - **Antipsykotika**: Øget risiko for ekstrapyramidale virkninger, når metoclopramid og antipsykotika tages sammen.
    - **Digoxin**: Metoclopramid kan øge optagelsen af digoxin og dermed øge risikoen for toksicitet.
- **Mesalazin** (bruges ved inflammatorisk tarmsygdom) :
    - **Azathioprin og 6-mercaptopurin**: Kombinationen kan øge risikoen for myelosuppression.

- Rifaximin :
    - **Orale antikoagulantia**: Rifaximin kan øge niveauet af orale antikoagulantia, hvilket øger risikoen for blødning.
- Stimulerende afføringsmidler (f.eks. Bisacodyl) :
    - **Diuretika og kortikosteroider**: Øget risiko for elektrolytforstyrrelser og dehydrering.
- Antiinflammatoriske midler til fordøjelseskanalen (f.eks. budesonid):
    - **CYP3A4-hæmmere (f.eks.** ketoconazol, erythromycin): Øget risiko for systemisk toksicitet på grund af budesonid.
- Ursodeoxycholsyre :
    - **Clofibrat, p-piller og østrogener**: Disse lægemidler kan øge leverens kolesteroludskillelse og dermed reducere effekten af ursodeoxycholsyre.

Disse interaktioner er blot nogle få af de mange, der er mulige inden for gastroenterologi. Overvågning af lægemiddelinteraktioner er et ansvar, der deles mellem læger, sygeplejersker og farmaceuter. Åben og kontinuerlig kommunikation mellem disse fagfolk er afgørende for at forebygge uønskede interaktioner og sikre optimal patientpleje.

Administration og tilsyn Bivirkninger.

Den måde, et lægemiddel administreres på, kan i høj grad påvirke dets effektivitet, mens overvågning af bivirkninger er afgørende for at sikre patientsikkerheden. Inden for gastroenterologi, som inden for andre medicinske specialer, er viden om begge disse aspekter afgørende.

Administration af medicin :

- **Administrationsvej**: Nogle lægemidler kan administreres oralt, intravenøst, rektalt eller subkutant. Valget af administrationsvej afhænger af patientens tilstand, lægemidlets art og dets virkningsmekanisme.
- **Indgivelsestidspunkter**: Nogle lægemidler, som f.eks. PPI'er, er mere effektive, når de indgives før måltider for at maksimere deres effekt på at reducere mavesyren.
- **Interaktioner med fødevarer**: Nogle lægemidler kan interagere med fødevarer, enten ved at reducere deres optagelse eller ved at øge risikoen for bivirkninger. For eksempel kan indtagelse af alkohol sammen med visse lægemidler forværre leverskader eller øge risikoen for blødning.

Overvågning af bivirkninger :
- Almindelige gastrointestinale virkninger :
  - Diarré, forstoppelse, kvalme, opkastninger.
  - Mavesmerter, oppustethed.
  - Ændringer i afføringens farve eller konsistens.
- Systemiske virkninger :
  - Hududslæt, kløe.
  - Svimmelhed, hovedpine, forvirring.
  - Ændringer i nyre- eller leverfunktion, som kan vurderes ved hjælp af blodprøver.
- Allergiske reaktioner :
  - Nældefeber, ødemer, åndedrætsbesvær.
  - I tilfælde af en alvorlig allergisk reaktion er det nødvendigt med hurtig indgriben.
- **Overvågning af livstegn**: Nogle lægemidler kan påvirke blodtryk, hjerterytme eller vejrtrækning.
- **Langtidsvirkninger**: Nogle lægemidler kan have kumulative bivirkninger eller forsinkede virkninger, når de bruges over længere tid. Det er vigtigt at have regelmæssige aftaler for at overvåge disse virkninger.

- **Overvågning af lægemiddelinteraktioner**: Kombination af flere lægemidler kan føre til nye bivirkninger eller forstærke de uønskede virkninger af hvert lægemiddel.
- **Patientuddannelse**: Patienterne skal informeres om de potentielle bivirkninger ved den medicin, de tager. Åben kommunikation vil gøre det muligt for patienterne at rapportere eventuelle bivirkninger hurtigt og dermed forbedre deres sikkerhed.

Korrekt administration af medicin og omhyggelig overvågning af bivirkninger er afgørende for en sikker og effektiv behandling af gastroenterologiske patienter. Sygeplejersker spiller en nøglerolle i dette, idet de fungerer som den første forsvarslinje i forhold til at identificere og håndtere lægemiddelbivirkninger.

Kapitel 12

12

SPECIFIK POSTOPERATIV PLEJE

Håndtering af smerter
og postoperative komplikationer.

Smerter og postoperative komplikationer er almindelige problemer inden for gastroenterologi på grund af mange procedurers invasive karakter. Sygeplejersker spiller sammen med hele det medicinske team en vigtig rolle i håndteringen, forebyggelsen og afhjælpningen af disse problemer.

1. Håndtering af smerter:
Vurdering af smerter :
- Brug af smerteskalaer, som f.eks. den visuelle analoge skala, til at kvantificere smerter.
- Tag hensyn til faktorer som smertens placering, varighed, intensitet og type (stikkende, brændende osv.).

Farmakologiske interventioner :
- Ikke-opioide analgetika: paracetamol, ikke-steroide antiinflammatoriske lægemidler (NSAID'er) osv.
- Opioide analgetika: morfin, oxycodon etc. Brug med forsigtighed.
- Supplerende medicin: antispasmodika, tricykliske antidepressiva eller antiepileptika til neuropatiske smerter.

Ikke-farmakologiske interventioner :
- Afslapnings- og meditationsteknikker.
- Påføring af varme eller kulde på det smertefulde område.
- Supplerende behandlinger som akupunktur og massageterapi.

2. Postoperative komplikationer:
Infektioner :
- Overvågning for tegn på infektion som feber, rødme, purulent svidning og ødem.

- Indgivelse af profylaktisk eller terapeutisk antibiotika efter behov.

Blødning :
- Regelmæssig overvågning af forbindinger og dræn for at opdage overdreven blødning.
- Overvågning af blodparametre som hæmoglobin og hæmatokrit.
- Administration af blodprodukter efter behov.

Postoperativ Ileus (nedsættelse eller standsning af tarmtransit) :
- Overvågning af tarmlyde.
- Tilskyndelse til tidlig mobilisering.
- Ernæringsbehandling, hvor man starter med klar væske og derefter forsigtigt går over til fast føde.

Lungekomplikationer (f.eks. atelektase eller lungebetændelse) :
- Tilskynd til dybe vejrtrækningsøvelser og hoste.
- Brug af et incitamentsspirometer.
- Tidlig mobilisering af patienten.

Venøs tromboembolisme :
- Brug af kompressionsstrømper eller pneumatisk kompressionsudstyr.
- Tidlig mobilisering.
- Medicinsk profylakse med antikoagulantia, hvis det er indiceret.

Sårrelaterede komplikationer :
- Hold øje med tegn på dehiscens (adskillelse af sårkanter) eller evisceration (fremspring af indre organer gennem såret).
- Hold såret rent og tørt.

Håndtering af smerter og postoperative komplikationer er en hårfin balance, der kræver konstant overvågning og hurtig indgriben. Gastroenterologiske sygeplejersker skal arbejde tæt sammen med kirurger, anæstesilæger og andre medlemmer af sundhedsteamet for at sikre patienternes komfort og sikkerhed under hele deres rekonvalescens.

Overvågning tegn på komplikationer.

Overvågning er et nøgleelement i behandlingen af gastroenterologiske patienter. Tidlig identifikation af tegn på potentielle komplikationer kan gøre forskellen mellem et gunstigt resultat og klinisk forværring. Her er en oversigt over de vigtigste tegn, man skal holde øje med:

1. Post-endoskopiske komplikationer :
   - **Perforering**: Intense mavesmerter, udspiling, feber, fravær af gas eller afføring.
   - **Blødning**: Tilstedeværelse af blod i opkast eller afføring, melena (sort, tjæreholdig afføring).

2. Post-kirurgiske komplikationer :
   - **Infektioner**: Feber, rødme, varme eller siveri fra operationssåret, kulderystelser.
   - **Blødning**: Anæmi, bleghed, takykardi, hypotension, aktiv blødning fra såret.
   - **Venøs tromboemboli**: Smerter, rødme, hævelse af et lem, åndenød, brystsmerter.

3. Komplikationer forbundet med sygdommen :
   - **Tarmobstruktion**: udspilet mave, opkastninger, forstoppelse, ingen gas.
   - **Blødning i fordøjelsessystemet**: opkastning af blod, melena, bleghed, blodtryksfald.
   - **Bughindebetændelse**: Intense mavesmerter, stivhed i maven, feber.

4. Lægemiddelkomplikationer :
   - **Hepatotoksicitet**: gulsot (gulfarvning af hud eller øjne), mørk urin, træthed, mavesmerter.
   - **Allergiske reaktioner**: hududslæt, kløe, hævelse af ansigt eller hals, åndedrætsbesvær.

5. Dehydrering og elektrolytforstyrrelser :
- **Dehydrering**: Intens tørst, mundtørhed, mørk urin, svaghed, svimmelhed.
- **Ubalance** i **elektrolytter**: muskelkramper, svaghed, hjertebanken, ødemer.

6. Komplikationer ved leversteatose :
- **Skrumpelever**: gulsot, ascites (væskeophobning i maven), let blødning, ødemer.

7. Akut pancreatitis :
- Intense mavesmerter, kvalme, opkastning, feber, takykardi.

Aktiv, regelmæssig overvågning af vitale tegn, biologiske parametre og patientens kliniske symptomer er afgørende. Kommunikation er også vigtig: Patienterne skal opfordres til at rapportere alle usædvanlige eller bekymrende symptomer. Tidlig indgriben i tilfælde af komplikationer kan ofte forbedre resultaterne og minimere skaderne. Sygeplejersker, som står i frontlinjen for denne overvågning, spiller en central rolle i opdagelsen og håndteringen af komplikationer inden for gastroenterologi.

Rehabilitering og patientuddannelse efter operation.

Efter en gastroenterologisk operation er rehabilitering og patientuddannelse afgørende for at fremme en hurtig bedring, minimere risikoen for komplikationer og sikre en bedre livskvalitet på lang sigt. Her er en detaljeret oversigt over denne post-interventionsfase:

1. Fysisk genoptræning :
- **Tidlig mobilisering**: At opfordre patienten til at rejse sig, gå og bevæge sig rundt, så snart det medicinske

team tillader det, for at undgå komplikationer forbundet med immobilitet, som f.eks. venøs trombose.

- **Vejrtrækningsøvelser**: Undervisning i og opmuntring til teknikker som dyb vejrtrækning og brug af et spirometer for at forebygge lungekomplikationer.
- **Progressiv fodring**: Start med klare væsker, og gå derefter over til mere fast føde under hensyntagen til de specifikke anbefalinger i forbindelse med interventionen.

2. Smertebehandling :
- **Medicin**: Informer patienten om, hvordan og hvor ofte han eller hun skal tage smertestillende **medicin, og** om eventuelle bivirkninger.
- **Ikke-farmakologiske metoder**: Tilskynd til teknikker som afslapning, meditation eller anvendelse af varme til at lindre smerter.

3. Sårpleje :
- **Vedligeholdelse**: Undervis patienten i daglig rengøring af såret, hvordan man genkender tegn på infektion, og hvordan man skifter en forbinding, hvis det er nødvendigt.
- **Overvågning**: Rapporter tegn på komplikationer, f.eks. overdreven blødning, adskillelse af sårkanter eller udslip af usædvanlige væsker.

4. Uddannelse om stoffer:
- **Instruktioner**: Sørg for en klar forståelse af medicinregimet, doser, tidspunkter og varighed af behandlingen.
- **Bivirkninger**: Information om almindelige bivirkninger, og hvad man skal gøre i tilfælde af en bivirkning.

5. Kostråd :
- **Tilpasset kost**: Giver anbefalinger om fødevarer, der skal foretrækkes eller undgås afhængigt af operationens art og patientens specifikke tilstand.
- **Hydrering**: Understreg vigtigheden af tilstrækkelig hydrering, og giv om nødvendigt instruktioner om mængden og typen af væske, der skal indtages.

6. Aktiviteter og begrænsninger :
- **Genoptagelse af aktiviteter**: Giv instruktioner om gradvis genoptagelse af daglige aktiviteter, motion og arbejde.
- **Restriktioner**: Information om aktiviteter, der skal undgås, f.eks. at løfte tunge genstande, i restitutionsperioden.

7. Medicinsk opfølgning:
- **Aftaler**: Mind patienterne om vigtigheden af opfølgende besøg for at overvåge helingen og opdage eventuelle komplikationer.
- **Kommunikation**: Opfordr patienterne til at kommunikere åbent med det medicinske team, hvis de har bekymringer eller uventede symptomer.

Den postoperative periode er en afgørende tid, som kræver særlig opmærksomhed. Passende rehabilitering og uddannelse støtter ikke kun helbredelsen, men øger også patientens selvstændighed, så de kan spille en aktiv rolle i deres egen helbredelsesproces.

Kapitel 13

PSYKOLOGISKE ASPEKTER I GASTROENTEROLOGI

Håndtering af angst
relateret til procedurer og diagnostik.

Frygt for det ukendte, frygt for resultaterne eller simpelthen ubehag i forbindelse med en medicinsk procedure kan være en stor kilde til angst for gastroenterologiske patienter. Det er vigtigt at håndtere denne angst for at sikre patientens velbefindende og procedurens succes.

1. Uddannelse og information :
   - **Klar forklaring**: Beskriv proceduren eller diagnosen i enkle vendinger og forklar, hvorfor den er nødvendig, og hvordan den vil blive udført.
   - **Visuelt materiale**: Brug brochurer, videoer eller diagrammer til at illustrere og tydeliggøre processen.
   - **Spørgsmål og svar**: Tilskynd patienten til at stille spørgsmål, og besvar dem med tålmodighed og empati.

2. Psykologisk forberedelse :
   - Afspændingsteknikker: At lære patienterne metoder som dyb vejrtrækning, meditation og visualisering.
   - **Følelsesmæssig støtte**: tilbyder aktiv lytning, validerer patientens følelser og giver et sikkert rum til at udtrykke bekymringer.

3. Det rigtige miljø :
   - **Beroligende atmosfære**: Sørg for et roligt miljø med dæmpet belysning, blød musik eller beroligende lyde, hvis det er muligt.
   - **Fortrolighed**: Garanterer et privat rum til konsultationer, undersøgelser og følsomme diskussioner.

4. Støtte :
* **Tilstedeværelse af en pårørende**: Hvis patienten ønsker det, kan et familiemedlem eller en ven ledsage dem til aftaler eller operationer.
* **Peer-støtte**: Opfordr patienterne til at deltage i støttegrupper, hvor de kan dele deres erfaringer og høre andres.

5. Farmakologiske strategier :
* **Angstdæmpende** medicin: I nogle tilfælde kan man få ordineret medicin for at mindske angsten før et indgreb. Det er vigtigt at diskutere fordele, risici og mulige bivirkninger.

6. Feedback efter proceduren :
* **Åben diskussion**: Efter proceduren skal du tage dig tid til at tale med patienten, besvare deres spørgsmål og debriefe om, hvad der gik godt, og hvad der var svært.
* **Forbedringsstrategier**: Indhent feedback fra patienterne om deres oplevelse for at optimere håndteringen under fremtidige operationer.

7. Adgang til psykologisk støtte :
* **Psykoterapi**: Henvis om nødvendigt patienten til en terapeut eller psykolog, der er specialiseret i at støtte patienter med kroniske sygdomme eller medicinske indgreb.
* **Rådgivning**: Tilbyder sessioner med en specialiseret sundhedsrådgiver for at hjælpe med at håndtere angst og bekymringer om diagnose eller behandling.

Anerkendelse og håndtering af patienters angst er grundlæggende for holistisk pleje. Ved at forstå og håndtere deres frygt kan sundhedspersonalet i høj grad forbedre patientoplevelsen og dermed de kliniske resultater.

Psykologisk støtte
for kroniske sygdomme.

Behandlingen af kroniske sygdomme som Crohns sygdom, colitis ulcerosa eller skrumpelever kræver en holistisk tilgang, der ikke kun omfatter fysisk pleje, men også psykologisk støtte. Stillet over for en kronisk diagnose kan patienter opleve et utal af følelser, lige fra fornægtelse og vrede til sorg og accept. Det er derfor vigtigt at yde passende psykologisk støtte for at forbedre livskvaliteten og sygdomshåndteringen.

1. Anerkendelse af følelsesmæssige behov :
   * **Regelmæssig vurdering**: Brug standardiserede screeningsværktøjer til regelmæssigt at vurdere patienternes humør og følelsesmæssige velbefindende.
   * **Åben dialog**: Tilskynd patienterne til at udtrykke deres bekymringer, frygt og følelser i forbindelse med deres sygdom.

2. Individuel terapi:
   * **Psykoterapi**: Kognitiv adfærdsterapi, accept- og engagementsterapi eller andre metoder kan være nyttige til at håndtere stress, angst og depression i forbindelse med en kronisk sygdom.
   * **Tip**: Rådgivningssessioner kan hjælpe patienter med at navigere i de daglige udfordringer med at håndtere deres sygdom.

3. Støttegrupper :
   * **Udveksling af erfaringer**: Gør det muligt for patienter at dele deres erfaringer, tips og råd med andre i samme situation.
   * **Inddrag specialister**: Inviter eksperter til at diskutere specifikke emner, f.eks. ernæring, medicin eller smertebehandling.

4. Workshops og træning :
- **Stresshåndtering**: Tilbyd workshops om meditation, mindfulness eller yoga for at hjælpe med at håndtere stress og angst.
- **Sygdomsuddannelse**: At give information om sygdommen, tilgængelige behandlinger og den nyeste forskning, så patienterne føler sig informerede og i kontrol.

5. Familieintervention:
- **Familiestøtte**: Tilbyd informations- og støttemøder til familiemedlemmer for at hjælpe dem med at forstå sygdommen og støtte deres kære effektivt.
- **Familieterapi**: I nogle tilfælde kan familieterapi være gavnlig for at tackle de specifikke spændinger eller udfordringer, der er forbundet med sygdommen.

6. Adgang til ressourcer :
- **Dokumentation: Sørg for** brochurer, bøger og andet skriftligt materiale om sygdommen og dens håndtering.
- **Henvisning til specialister**: Henvisning af patienter til psykologer, psykiatere eller andre specialister i henhold til deres specifikke behov.

7. Overholdelse af behandlingen :
- **Opfølgningsstøtte**: At hjælpe patienterne med at forstå vigtigheden af at følge deres behandling og yde støtte til at overvinde potentielle barrierer for overholdelse af behandlingen.
- **Regelmæssig feedback**: Tilskynd patienterne til at udtrykke deres følelser om deres behandling og diskutere eventuelle ændringer eller justeringer, der måtte være nødvendige.

Effektiv og passende psykologisk støtte kan i høj grad forbedre livskvaliteten hos patienter med kroniske gastroenterologiske lidelser. En holistisk tilgang, der tager højde for både patientens fysiologiske og følelsesmæssige behov, er afgørende for at sikre det bedst mulige resultat.

Forholdet til patienternes familier og deres rolle i plejen.

En patients familie spiller en afgørende rolle i patientens behandling. Inden for gastroenterologi, hvor diagnoser og behandlinger kan være komplekse og nogle gange kroniske, er samarbejde med familier afgørende for en omfattende behandling. Dette forhold, der er baseret på tillid, empati og respekt, fremmer ikke kun patientens helbredelse, men styrker også det terapeutiske partnerskab.

1. Forståelse og information:
   * **Uddanne familier**: informere dem om sygdommen, behandlinger og procedurer, så de kan yde informeret støtte til patienten.
   * Informationsmøder: Organiser regelmæssige møder for at besvare familiernes spørgsmål og holde dem orienteret om udviklingen.

2. Aktiv deltagelse i plejen :
   * **Formidlingsrolle**: Familien kan spille en vigtig rolle i formidlingen af information mellem det medicinske team og patienten, især hvis patienten ikke er i stand til at kommunikere.
   * **Støtte i hjemmet**: Sikring af en smidig overgang, når patienten vender hjem, ved at oplære familien i grundlæggende pleje eller administration af medicin.

3. Følelsesmæssig håndtering :
   * **Psykologisk støtte**: Anerkendelse af, at familier også kan føle angst eller stress, når de står over for en

elskedes sygdom, og tilbyde dem ressourcer til at hjælpe dem med at klare det.

- **Plads til at udtrykke sig: At skabe et** trygt miljø, hvor familier kan dele deres bekymringer, frygt og håb.

4. Medicinske beslutninger :

- **Fælles beslutningstagning**: Inddrag familien i medicinske beslutninger, især hvis patienten ikke er i stand til at bestemme selv, for at respektere patientens ønsker og værdier.
- **Forudgående plejeplanlægning**: Tilskynd familier til at diskutere forudgående direktiver med patienten for at være forberedt på enhver eventualitet.

5. Respekt og kulturel integration :

- **Forstå familiens værdier**: Hver familie har sine egne overbevisninger, værdier og traditioner. Det er vigtigt at anerkende dem og indarbejde dem i plejeplanen.
- **Tolkebistand**: At sikre, at familier, der taler andre sprog eller har særlige kulturelle behov, har de ressourcer, de skal bruge for at forstå og blive forstået.

6. Støtte ved livets afslutning :

- **Palliativ støtte**: Arbejder tæt sammen med familierne, når patienten nærmer sig livets afslutning, og sikrer, at de støttes, informeres og inddrages i beslutninger.

Det tætte samarbejde med familierne på den gastroenterologiske afdeling gør ikke kun familien til en partner i plejen, men forbedrer også patientens generelle velbefindende. Forholdet mellem sygeplejerske og familie bør være baseret på gensidig respekt, tillid og åben kommunikation for at sikre den bedst mulige pleje af patienten.

Kapitel 14

ETIK OG DEONTOLOGI I GASTROENTEROLOGI

Respekt for patientens autonomi og informeret samtykke.

I den store verden af medicin, og i gastroenterologi i særdeleshed, er respekt for patientens autonomi en hjørnesten i etisk praksis. Denne autonomi betyder, at hvert individ har den umistelige ret til at træffe beslutninger om sit eget helbred. Disse beslutninger skal dog være baseret på en fuld og klar forståelse af de foreslåede medicinske indgreb, deres konsekvenser og de potentielle risici, der er forbundet hermed. Det er her, princippet om informeret samtykke kommer ind i billedet.

Informeret samtykke er ikke bare en administrativ formalitet eller en underskrift på et dokument. Det er en dynamisk proces, en løbende samtale mellem patienten og det medicinske team. Denne dialog gør det muligt for patienten fuldt ud at forstå procedurens eller behandlingens karakter, dens potentielle fordele, de tilknyttede risici og de tilgængelige alternativer.

Inden for gastroenterologi er det f.eks. vigtigt, at patienten inden en endoskopi eller koloskopi ikke kun forstår detaljerne i selve proceduren, men også årsagerne til, at den anbefales, eventuelle komplikationer og alternative behandlingsmuligheder. Det sikrer, at patienten ikke passivt udsættes for behandlingen, men er en aktiv og informeret deltager.

Det medicinske team er på sin side ikke kun ansvarlig for at give alle de relevante oplysninger, men også for at sikre, at patienten har forstået dem. Det kan kræve, at man omformulerer, illustrerer med eksempler eller bruger visuelle hjælpemidler. Patienterne skal føle sig frie til at stille spørgsmål, udtrykke bekymringer eller forbehold og tage sig den tid, de har brug for til at reflektere over deres beslutning.

Men ud over informationsaspektet omfatter respekt for patientautonomi og informeret samtykke en dybt menneskelig og følelsesmæssig dimension. Det betyder, at man anerkender det unikke ved hver enkelt person, hans eller hendes bekymringer, frygt, forhåbninger og værdier. I nogle tilfælde, især når patienterne står over for beslutninger med vidtrækkende konsekvenser, kan de have brug for psykologisk støtte eller vejledning for at kunne træffe et informeret valg.

Inden for gastroenterologi, som inden for alle medicinske discipliner, er respekt for patientautonomi og informeret samtykke mere end blot juridiske eller etiske forpligtelser. De repræsenterer indbegrebet af respektfuld, patientcentreret medicin, hvor ethvert indgreb er resultatet af en fælles, fuldt informeret beslutning.

Håndtering af almindelige etiske dilemmaer.

Medicin er med sin komplekse vifte af situationer og beslutninger en frugtbar grobund for etiske dilemmaer. Inden for gastroenterologi og andre medicinske specialer står sundhedspersonalet ofte over for vanskelige valg, der udfordrer deres sans for moral og etik.

1. Autonomi versus medicinske fordele :
En af de mest almindelige etiske spændinger er den mellem respekt for patientens autonomi og lægens ønske om at handle i patientens bedste medicinske interesse. En patient kan f.eks. nægte at få foretaget en koloskopi på trods af bekymrende kliniske tegn. I sådanne tilfælde skal det medicinske team afveje patientens ret til at nægte behandling mod de potentielle fordele ved proceduren.

2. Fuld åbenhed versus patientbeskyttelse :

Hvor meget information skal man give patienten? Nogle gange kan for meget information skabe unødvendig angst, men hvis man ikke giver nok, kan det gå ud over det informerede samtykke. Det er et spørgsmål om at finde en balance mellem fuld oplysning og beskyttelse af patientens følelsesmæssige velbefindende.

3. Håndtering af urealistiske forventninger :

Nogle patienter kan have urealistiske forventninger til resultatet af en behandling eller procedure. Gastroenterologen står så over for det dilemma, at han eller hun skal forsøge at opfylde patientens ønsker eller sætte grænser ud fra medicinske og etiske kriterier.

4. Interessekonflikter :

Moderne medicin med dens teknologiske fremskridt og forbindelser til industrien kan skabe situationer, hvor økonomiske eller forskningsmæssige interesser kan komme i konflikt med patienternes velfærd. Det er afgørende at identificere disse konflikter og håndtere dem på en gennemsigtig måde.

5. Beslutninger om livets afslutning :

Inden for gastroenterologi kan der opstå komplekse beslutninger, især når det drejer sig om patienter med uhelbredelige sygdomme som f.eks. visse kræftformer. Spørgsmålet om, hvorvidt behandlingen skal forlænges, om der skal indføres palliative foranstaltninger, eller om visse behandlinger skal afbrydes, kan være en kilde til dybe etiske dilemmaer.

6. Fortrolighed :

Respekt for privatlivets fred og fortrolighed er afgørende, men der kan opstå situationer, hvor offentlighedens interesse eller andres velfærd kan begrunde videregivelse af oplysninger, f.eks. i tilfælde af smitsomme sygdomme.

Stillet over for disse dilemmaer er det vigtigt for gastroenterologer og det medicinske team som helhed at have en solid etisk ramme, ofte baseret på principper som autonomi, velgørenhed, ikke-malgørenhed og retfærdighed. Derudover kan brugen af etiske komiteer på hospitaler give et værdifuldt eksternt perspektiv til at navigere i disse følsomme spørgsmål.

Kernen i disse dilemmaer er altid patientens velbefindende, og det er med empati, respekt og integritet, at disse etiske udfordringer skal håndteres.

Fortrolighed og patientrettigheder.

Fortrolighed er en væsentlig søjle i forholdet mellem læge og patient. Den er garant for den tillid, som patienterne har til deres behandlere, i bevidstheden om, at de følsomme oplysninger, de deler, kun vil blive brugt inden for de strenge rammer af deres medicinske behandling. I gastroenterologi, som i andre specialer, er fortrolighed af særlig betydning.

<u>Fortrolighed: en grundlæggende rettighed</u>
Retten til fortrolighed er nedfældet i mange etiske kodekser for læger rundt om i verden. Denne ret foreskriver, at alle oplysninger om patienten, uanset om det drejer sig om deres sygehistorie, undersøgelser, behandlinger eller andre aspekter af deres behandling, skal forblive strengt fortrolige. Inden for gastroenterologi kan dette omfatte detaljerede oplysninger om en patients fordøjelsessundhed, procedurer som koloskopier eller diagnoser som f.eks. inflammatorisk tarmsygdom.
Grænser og undtagelser for fortrolighed

Selv om fortrolighed er et grundlæggende princip, er det ikke absolut. Der er visse situationer, hvor videregivelse af oplysninger kan være berettiget:

117

- **Patientsamtykke**: Hvis en patient udtrykkeligt accepterer, at visse oplysninger deles, f.eks. med andre specialister for at få en second opinion, kan fortroligheden ophæves.
- **Overordnet interesse**: I sjældne situationer kan det være nødvendigt at videregive medicinske oplysninger for at beskytte folkesundheden eller forhindre overhængende fare for patienten eller andre.
- **Juridiske forpligtelser**: Visse lande eller jurisdiktioner kan kræve videregivelse af medicinske oplysninger under særlige omstændigheder, som f.eks. påvisning af visse smitsomme sygdomme.

<u>Patienters rettigheder</u>

Ud over fortrolighed har patienter en række rettigheder:
- **Adgang til oplysninger**: Enhver patient har ret til at få adgang til sin journal, til at få en kopi af den og til at anmode om afklaring af ethvert element, den indeholder.
- **Rettelse af data**: Hvis en patient mener, at oplysninger i hans eller hendes journal er forkerte, har vedkommende ret til at bede om at få dem rettet.
- **Informeret samtykke**: Ingen medicinsk procedure kan udføres uden patientens frie og informerede samtykke. Det betyder, at patienten skal være fuldt informeret om indgrebets konsekvenser, risici og fordele.
- **Afvisning af behandling**: Alle patienter har ret til at afvise behandling eller en operation, også selvom det strider mod de lægelige anbefalinger.

Fortrolighed og respekt for patienternes rettigheder er mere end blot juridiske eller etiske forpligtelser. De er essensen af en respektfuld, patientcentreret medicinsk praksis, hvor hver enkelt person anerkendes og behandles med værdighed, respekt og venlighed. Inden for gastroenterologi, som inden for alle medicinske områder, styrer disse principper enhver interaktion, enhver diagnose og enhver behandling og sikrer kvalitetspleje, der respekterer alle patienters grundlæggende rettigheder.

KAPITEL 15

121

VIGTIGHEDEN AF KLINISK FORSKNING

Deltagelse i kliniske forsøg og testning.

Medicinsk forskning er i konstant udvikling og søger bedre måder at behandle, diagnosticere eller endda forebygge sygdomme på. Inden for gastroenterologi er dette særligt relevant i betragtning af kompleksiteten og mangfoldigheden af lidelser i fordøjelsessystemet. Kliniske undersøgelser og terapeutiske forsøg er vigtige skridt i omsætningen af videnskabelige opdagelser til gavnlige kliniske indgreb for patienterne.

<u>Hvorfor deltage i kliniske forsøg?</u>
- **Medicinske fremskridt**: Kliniske forsøg bruges til at evaluere nye behandlinger, nye terapeutiske tilgange eller nye diagnostiske teknikker.
- **Adgang til innovative behandlinger:** Deltagerne kan få adgang til nye behandlinger, som endnu ikke er bredt tilgængelige.
- **Bidrag til videnskaben**: At deltage i et klinisk forsøg betyder, at man bidrager til udviklingen af lægevidenskaben og potentielt kan hjælpe fremtidige patienter.

<u>Vigtige overvejelser for sygeplejersker</u>
- **Patientuddannelse**: Sygeplejersker spiller en vigtig rolle i at informere patienterne om forsøgets forløb og de potentielle fordele og risici.
- **Øget overvågning**: Patienter, der deltager i forsøg, skal muligvis overvåges mere nøje for mulige bivirkninger.
- **Rapportering og dokumentation:** Nøjagtighed er afgørende. Sygeplejersker skal sikre, at alle resultater, observationer og indgreb registreres omhyggeligt.

<u>Informeret samtykke</u>
Alle patienter, der potentielt kan deltage i et klinisk forsøg, skal give informeret samtykke. Det betyder, at de skal

informeres fuldt ud om forsøgets formål, de involverede procedurer, de potentielle fordele og risici og retten til at trække sig ud af forsøget på et hvilket som helst tidspunkt, uden at det går ud over deres behandling.

<u>Etik i forbindelse med kliniske forsøg</u>
Kliniske forsøg er underlagt strenge etiske standarder for at sikre deltagernes sikkerhed og velbefindende. Alle forsøg skal godkendes af en uafhængig etisk komité, før de påbegyndes. Desuden skal deltagernes fortrolighed til enhver tid bevares.

<u>Udsigter for patienter</u>
Mens nogle patienter kan have direkte gavn af at deltage i et klinisk forsøg, kan andre ikke se nogen direkte fordel. Ikke desto mindre er det i sig selv givende at bidrage til medicinsk forskning.

Kliniske undersøgelser og terapeutiske forsøg inden for gastroenterologi giver mulighed for at fremme lægevidenskaben og levere innovative løsninger på de udfordringer, som fordøjelsessygdomme medfører. Sygeplejersker har som nøglepersoner i patientbehandlingen en vigtig rolle at spille for at sikre, at disse studier forløber gnidningsløst ved at sørge for effektiv kommunikation, omhyggelig overvågning og nøjagtig dokumentation.

Sygeplejersken som bindeled mellem patienter og forskning.

Sygeplejersker indtager en unik position i sundhedsverdenen på grund af deres nærhed til og konstante interaktion med patienterne. Ud over deres kliniske ansvar spiller sygeplejersker en afgørende rolle som brobygger mellem patienten og det store felt af medicinsk forskning. Inden for specialet gastroenterologi er denne rolle endnu vigtigere i betragtning af den hurtige udvikling af viden og behandlinger på dette område.

Formidler af information

- **Afmystificering af forskning**: Sygeplejersker har evnen til at oversætte kompleks medicinsk jargon til udtryk, der er mere tilgængelige for patienterne, og hjælper dem med at forstå de spørgsmål, mål og processer, der er involveret i kliniske studier.
- **Diskussion af muligheder**: Klinikeren kan præsentere patienten for de forskellige undersøgelser eller kliniske forsøg, der er til rådighed, og forklare de potentielle fordele og tilknyttede risici.

Vurdering af egnethed

Sygeplejersken, som kender patienten godt, er i stand til at vurdere, om patienten er en god kandidat til et bestemt klinisk forsøg. Denne vurdering tager hensyn til patientens generelle helbred, sygehistorie og andre kriterier, der er specifikke for hver undersøgelse.

Følelsesmæssig støtte

Udsigten til at deltage i et klinisk studie kan være en kilde til angst for nogle patienter. Sygeplejerskens beroligende tilstedeværelse kan give følelsesmæssig støtte, lytte til patienternes bekymringer og besvare deres spørgsmål.

Grundig overvågning

Under forsøget spiller sygeplejersken en vigtig rolle i patientopfølgningen. De sikrer, at protokollerne følges, overvåger og dokumenterer eventuelle bivirkninger og garanterer, at enhver intervention eller medicinering administreres korrekt.

<u>Fremme af forskning</u>
Gennem deres vidnesbyrd og engagement kan sygeplejersker opmuntre andre patienter til at overveje at deltage i kliniske studier og dermed styrke forskningens betydning for udviklingen af den gastroenterologiske behandling.

<u>Efteruddannelse</u>
For at forblive et effektivt bindeled mellem patienten og forskningen er sygeplejersker nødt til at deltage i løbende uddannelse. Det gør dem i stand til at holde sig ajour med de seneste fremskridt inden for gastroenterologi samt nye forskningsmetoder.

Den gastroenterologiske sygeplejerske er ikke kun en omsorgsgiver, men også en sand ambassadør for forskning. De uddanner, informerer, støtter og guider patienterne gennem den til tider komplekse verden af medicinsk forskning. Takket være deres unikke position bidrager sygeplejersker aktivt til at bringe videnskaben tættere på de mennesker, den skal hjælpe, og gør patienterne til aktive partnere i udviklingen af medicin.

Nylige fremskridt fra forskning i gastroenterologi.

Det gastroenterologiske område er i konstant udvikling, drevet af ubarmhjertige videnskabelige opdagelser. Disse fremskridt giver nye perspektiver på behandling og forbedrer livskvaliteten for patienter, der lider af mave-tarmlidelser. Her er et kig på nogle af de bemærkelsesværdige fremskridt, der er kommet ud af den seneste forskning inden for dette speciale:

Tarmmikrobiota og sundhed

- **Mikrobiomstudier**: Detaljerede studier af tarmmikrobiomet har fremhævet dets afgørende rolle i mange aspekter af vores helbred, fra inflammatorisk tarmsygdom til diabetes og endda visse neurologiske lidelser.
- **Mikrobiota-baserede terapier**: Brugen af fækale mikrobiotatransplantationer til behandling af tilbagevendende *Clostridium difficile-infektioner er et* eksempel på en innovativ terapi, der er resultatet af denne forskning.

Avancerede teknologier til endoskopi

- **Endoskopiske kapsler**: Disse små kameraer, der sluges som en pille, gør det muligt at se områder i fordøjelsessystemet, som tidligere var utilgængelige uden operation.
- **Konfokal endoskopi**: Denne teknologi gør det muligt at få mikroskopiske billeder af tarmslimhinden under endoskopi, hvilket giver mulighed for tidlig opdagelse af patologiske forandringer.

Behandling af inflammatorisk tarmsygdom (IBD)

- **Biologisk målrettede behandlinger**: Behandlinger som anti-TNF- eller JAK-hæmmere har revolutioneret behandlingen af IBD og giver lindring til mange patienter, der er resistente over for traditionelle behandlinger.
- **Undersøgelser af kost**: Forskning har fremhævet kostens betydning i behandlingen af IBD, hvilket har ført til nye kostanbefalinger.

Tidlig opdagelse og behandling af kræft i mave-tarmkanalen

- **Avancerede screeningsteknikker**: Brugen af kunstig intelligens i endoskopi gør det muligt at opdage forstadier til kræft mere præcist.
- **Målrettede terapier og immunterapier**: Disse nye tilgange har vist lovende resultater i behandlingen af visse fremskredne gastrointestinale kræftformer.

Kostens rolle i gastrointestinale lidelser
- **FODMAP-diæter**: Forskning har vist, at lav-FODMAP-diæter er effektive til at håndtere symptomerne på irritabel tyktarm.
- **Glutens rolle**: Ud over cøliaki er ikke-cøliakisk glutensensitivitet et område, hvor der forskes aktivt i at forstå og behandle denne lidelse bedre.

<u>Mekanismer for gastrointestinal smerte</u>
Forskning har kastet lys over de komplekse smertemekanismer ved tilstande som irritabel tyktarm og banet vejen for nye behandlingsstrategier.
Disse fremskridt repræsenterer kun toppen af isbjerget i et felt i konstant udvikling. Gastroenterologisk forskning fortsætter med at levere innovative løsninger på medicinske udfordringer og giver håb og forbedret livskvalitet til patienter over hele verden.

Kapitel 16

SUNDHED OG VELVÆRE SYGEPLEJERSKEN

Håndtering af stress
og undgå udbrændthed.

Sygeplejefaget med dets ansvar og krav kan være særligt krævende. Inden for gastroenterologi skal sygeplejersker dagligt håndtere komplekse, følelsesmæssigt ladede og potentielt stressende situationer. Håndtering af stress og forebyggelse af udbrændthed er derfor afgørende for at sikre kvaliteten af plejen og sygeplejerskernes velbefindende.

Genkend tegnene på stress og udbrændthed
Det første skridt til at håndtere stress effektivt er at genkende tegnene. Vedvarende træthed, irritabilitet, søvnbesvær, nedsat motivation, følelser af desillusion eller ineffektivitet kan alle være indikatorer på kronisk stress eller begyndende udbrændthed.
Implementering af tilpasningsstrategier

- **Prioritering og uddelegering: At** vide, hvordan man afgør, hvor meget det haster, og uddelegere, når det er muligt, kan reducere arbejdsbyrden og følelsen af at være overvældet.

- **Hold pauser**: Regelmæssige korte pauser i løbet af dagen hjælper med at genoplade batterierne og reducere spændinger. Disse øjeblikke kan bruges til at strække ud, trække vejret dybt eller bare slappe af i et par minutter.

- **Styr din tid: Hvis du** organiserer din dag godt, sætter dig opnåelige mål og undgår overspringshandlinger, kan det reducere stress.

Pas på dig selv

- **Afbalanceret kost**: Korrekt ernæring er afgørende for at bevare energi og koncentration.

- **Fysisk aktivitet**: Selv moderat motion kan hjælpe med at lindre stress, forbedre humøret og opbygge modstandskraft.

- **Kvalitetssøvn**: En god nats søvn er afgørende for at komme sig efter en krævende dag.

Søger støtte

- **Supervision og mentoring: At** tale med en supervisor eller mentor kan give værdifulde råd, et andet perspektiv og følelsesmæssig støtte.
- **Støtte fra kolleger: Det** kan være en lettelse at dele sine erfaringer med kolleger, som kan forstå og leve sig ind i de udfordringer, man står over for.
- **Søg råd, hvis det er nødvendigt**: Hvis stressen bliver for overvældende, kan det være en fordel at konsultere en sundhedsprofessionel, hvad enten det er en psykolog, rådgiver eller anden specialist.

Personlig udvikling og træning

- **Meditation og afslapningsteknikker**: Mindfulness, meditation og andre afslapningsteknikker kan hjælpe med at håndtere stress.
- **Løbende træning**: At tilegne sig nye færdigheder kan øge selvtilliden og mindske følelsen af usikkerhed.

At sætte grænser

Det er vigtigt at kende sine grænser og vide, hvornår man skal sige nej eller bede om hjælp. På den måde undgår du at sprede dig selv for meget og kan koncentrere dig om de væsentlige opgaver.

Gastroenterologiske sygeplejerskers velbefindende er vigtigt, ikke kun for dem selv, men også for at kunne yde kvalitetspleje til patienterne. At genkende, forudse og håndtere stress og udbrændthed kan sikre en lang, tilfredsstillende og gensidigt fordelagtig karriere.

Afslapnings- og selvomsorgsteknikker.

Den medicinske verden er ofte krævende, især for sygeplejersker, der arbejder inden for specialer som gastroenterologi. For fortsat at kunne yde kvalitetspleje og samtidig bevare deres eget velbefindende er det vigtigt for sygeplejersker at anvende afslapnings- og egenomsorgsteknikker. Disse metoder kan hjælpe med at reducere stress, forebygge udbrændthed og forbedre livskvaliteten.

Dyb vejrtrækning
En af de enkleste, men mest effektive metoder til at fremkalde afslapning er dyb vejrtrækning. Det giver dig mulighed for at :
- Reducer hjertefrekvensen
- Reducerer muskelspændinger
- Fremme af koncentration
- Når du skal øve dig, skal du blot sidde eller ligge behageligt, lukke øjnene, trække vejret langsomt ind gennem næsen, fylde lungerne helt ud og derefter ånde langsomt ud gennem munden.

Meditation og mindfulness
Disse teknikker er blevet mere og mere populære på grund af deres mange fordele, herunder :
- Reduktion af stress
- Forbedret koncentration
- Fremmer en følelse af ro og indre fred
- Uanset om det er guidet meditation, kropsscanning eller blot observation af din vejrtrækning, kan et par minutter om dagen gøre en stor forskel.

Fysisk træning
Fysisk aktivitet er en fremragende måde at :
- Undgå stress
- Forbedring af humøret gennem frigivelse af endorfiner
- Opretholdelse af et godt generelt helbred
- Uanset om det er en rask gåtur, yoga, svømning eller en anden form for motion, er det vigtigt at finde en aktivitet, du kan lide, og gøre det regelmæssigt.

Visualiseringsteknikker
Visualisering indebærer, at man forestiller sig et sted eller en situation, der fremkalder afslapning. Det giver dig mulighed for at :
* Få tankerne væk fra hverdagens bekymringer
* At dyrke positive følelser
* Denne teknik kan være særlig nyttig før en stressende procedure eller efter en svær dag.

Journalisering
At skrive regelmæssigt kan hjælpe med at :
* Klargøring af dine tanker
* At genkende og håndtere følelser
* At finde løsninger på problemer
* Du behøver ikke at skrive langt, bare et par linjer om, hvordan du har haft det i løbet af dagen.

Kropspleje
Behandlinger som massage, varme bade eller aromaterapi kan :
* Reducerer muskelspændinger
* Forbedre blodcirkulationen
* Fremme af generel afslapning

Afbrydelse
I en konstant forbundet verden er det en fordel at tage tid væk fra skærmene, hvad enten det er computere, telefoner eller fjernsyn. Det giver dig mulighed for at :
* Reducerer mental stimulering
* Fremme af bedre søvnkvalitet
* Genoprette forbindelsen med det umiddelbare miljø

I sidste ende må hver enkelt sygeplejerske finde de teknikker, der passer bedst til ham eller hende. Det vigtigste er at anerkende vigtigheden af egenomsorg og at tage sig regelmæssig tid til at lade op. Mental og følelsesmæssig sundhed er lige så afgørende som fysisk sundhed, især i erhverv, der er så krævende som gastroenterologisk sygepleje.

Støtte blandt kolleger og betydningen af det professionelle netværk.

I den komplekse og krævende medicinske verden, og især inden for specialer som gastroenterologi, er professionelle relationer af afgørende betydning. Solidaritet mellem kolleger og udvikling af et stærkt professionelt netværk er nøglen til at sikre kvalitet i plejen, samtidig med at plejernes mentale sundhed og velvære bevares.

Kollegastøtte: en uventet styrke
Samarbejde mellem sygeplejersker, læger, sosu-assistenter og andet sundhedspersonale er meget mere end en simpel arbejdsdynamik. Det skaber et gensidigt støttende miljø, hvor :

- **Erfaringsudveksling**: Sygeplejersker kan dele praktiske råd, tips og teknikker til at håndtere komplekse situationer.
- **Gensidig forståelse**: Hvem er bedre end en kollega til at forstå de daglige udfordringer, stressende situationer og følelser, som visse kliniske tilfælde kan skabe?
- **Følelsesmæssig støtte**: I svære tider er det uvurderligt at have en kollega at tale med, som kan tilbyde et sympatisk øre.
- **Samarbejde om behandling**: Patienter har ofte gavn af tværfaglig behandling. Flydende kommunikation mellem de forskellige involverede parter sikrer kontinuitet i behandlingen og bedre sagsbehandling.

Det professionelle netværk: Udvid din horisont

At have et solidt professionelt netværk går langt videre end relationer mellem kolleger i samme virksomhed. Det indebærer :

- **Efteruddannelse**: Konferencer, seminarer og kurser er fremragende muligheder for at møde fagfolk fra andre institutioner, udveksle praksis og lære om de seneste fremskridt.
- **Udveksling** mellem **hospitaler**: Samarbejde mellem forskellige hospitaler eller klinikker kan berige hinandens praksis og forbedre patientbehandlingen.
- **Karrieremuligheder**: Et udvidet professionelt netværk kan åbne døre til arbejds-, forsknings- og undervisningsmuligheder.
- **Forskning og innovation**: Sygeplejersker, der ønsker at blive involveret i forskning, kan finde mentorer, partnere eller samarbejdspartnere gennem deres netværk.

Fremme af et støttende miljø

Det er afgørende, at sundhedsinstitutioner anerkender vigtigheden af støtte mellem kolleger og oprettelse af professionelle netværk. Dette kan tage form af :

- Tid til debriefing efter komplekse situationer.
- Oprettelse af diskussions- eller supervisionsgrupper.
- Tilskyndelse til deltagelse i faglige arrangementer og kurser.
- Fremme af en kultur med gensidig støtte og respekt.

En velstøttet sygeplejerske er en professionel, der er mere tilfreds, mere kompetent og derfor bedre i stand til at yde kvalitetspleje. I et speciale, der er så krævende som gastroenterologi, er denne faglige solidaritet ikke kun gavnlig for sygeplejerskerne, den er også afgørende for at sikre patienternes velbefindende.

Kapitel 17

TEKNOLOGI OG INNOVATION I GASTROENTEROLOGI

Hvidevarer og state-of-the-art diagnostiske værktøjer.

I den dynamiske medicinske verden skiller gastroenterologien sig ud ved hurtigt at indføre avancerede teknologier, der muliggør en bedre forståelse, præcis diagnose og optimeret terapeutisk indgriben over for mave-tarmsygdomme. Disse teknologiske fremskridt kombineret med vores fagfolks kliniske ekspertise har revolutioneret patientbehandlingen.

High-definition endoskopet

Endoskopi, som undersøger fordøjelseskanalen indvendigt, har nydt godt af en række innovationer. Indførelsen af HD-billeddannelse giver et meget bedre billede af slimhinderne, hvilket gør det muligt at opdage bittesmå læsioner eller subtile forandringer.

Konfokal endomikroskopi

Denne teknik kombinerer traditionel endoskopi med konfokal mikroskopi, hvilket gør det muligt at få mikroskopiske billeder af væv i realtid. Det giver en hidtil uset diagnostisk nøjagtighed, især til at skelne mellem godartede og ondartede tumorer.

Kapsel-enteroskopi

Det kaldes også et "pillcam" og er bogstaveligt talt et minikamera, der er indsat i en kapsel, som patienten sluger. Det passerer gennem fordøjelsessystemet og sender billeder i høj opløsning af tyndtarmen, en region, der er vanskelig at få adgang til på andre måder.

Ultralydsendoskopi (EUS)

Denne teknik kombinerer endoskopi og ultralyd og giver detaljerede billeder af fordøjelsesorganernes vægge og tilstødende strukturer. Det er et uvurderligt værktøj til at vurdere tumorer, cyster og andre abnormiteter.

Manometri i høj opløsning

Denne teknologi bruges til at vurdere spiserørets funktion og giver en detaljeret gengivelse af spiserørets sammentrækninger, hvilket hjælper med at diagnosticere tilstande som akalasi eller diffus spiserørsspasme.

Den smarte pille

Det er en kapsel, der indtages, og som måler tryk, pH og temperatur i hele mave-tarmkanalen. Den er især nyttig til vurdering af mavetømning og tarmmotilitet.

Brintmåler

Dette apparat måler den mængde brint, der udåndes, og hjælper med at diagnosticere tilstande som laktoseintolerance eller overdreven bakterievækst i tyndtarmen.

<u>Vigtigheden af træning og opdatering</u>

Med fremkomsten af disse banebrydende teknologier er løbende uddannelse af sygeplejersker og læger afgørende. De skal ikke kun forstå, hvordan disse apparater fungerer, men også hvordan de skal fortolke de data, de leverer, samtidig med at de sikrer patienternes sikkerhed og komfort.

Konklusionen er, at gastroenterologi er på forkant med den teknologiske udvikling inden for medicin og tilbyder stadig mere præcise og effektive diagnostiske og terapeutiske værktøjer. Disse fremskridt kombineret med sundhedspersonalets ekspertise lover bedre kvalitet i plejen og bedre resultater for patienterne.

Telemedicin og dens rolle i fjernkonsultation.

I en stadig mere forbundet verden har telemedicin vist sig at være en innovativ løsning til at overvinde nogle af de traditionelle barrierer for adgang til sundhedsydelser. Især inden for gastroenterologi har telemedicin revolutioneret den måde, hvorpå patienter interagerer med deres læger og modtager medicinsk rådgivning.

Hvad er telemedicin?
Telemedicin henviser til levering af sundhedsydelser på afstand ved hjælp af informations- og kommunikationsteknologi. Det kan omfatte lægekonsultationer via videokonferencer, fjernovervågning af patienter, patientuddannelse og endda visse former for telemonitorering.

Fordelene ved telemedicin inden for gastroenterologi
* **Forbedret adgang**: Telemedicin eliminerer geografiske begrænsninger og giver patienter, der bor i fjerntliggende områder, adgang til gastroenterologiske specialister.
* **Tidsbesparelser**: Patienterne behøver ikke længere at rejse eller vente i venteværelser, hvilket reducerer den tid, der bruges på konsultationer.
* **Kontinuitet i behandlingen**: Patienterne kan nemt følge op efter en operation eller behandling, hvilket er afgørende for kroniske sygdomme som Crohns sygdom eller colitis ulcerosa.
* **Forebyggelse**: Tidlig adgang til en læge kan hjælpe med at opdage og behandle problemer på et tidligt tidspunkt.

Udfordringer og overvejelser
* **Sikkerhed og fortrolighed**: Det er altafgørende at sikre patientoplysninger. Telemedicinske platforme skal overholde reglerne for databeskyttelse.
* **Behandlingskvalitet**: Det er vigtigt, at telemedicin ikke går på kompromis med behandlingskvaliteten. Selvom fjernkonsultation er praktisk, kan det ikke altid erstatte en vurdering ansigt til ansigt.

- **Teknologi og infrastruktur**: Telemedicin kræver passende udstyr og en stabil internetforbindelse. Ikke alle patienter har adgang til disse ressourcer.
- **Uddannelse og tilpasning**: Sundhedspersonale skal uddannes til at bruge telemedicinske værktøjer effektivt og til at tilpasse deres kommunikationsevner til dette format.

Fremtiden for telemedicin inden for gastroenterologi
Med udbredelsen af forbundne enheder og fokus på patientcentreret pleje er det sandsynligt, at telemedicin fortsat vil spille en stigende rolle inden for gastroenterologi. Det kan omfatte integration af telemedicin i telemonitorering med udstyr som kamerapiller eller sporingssensorer, der muliggør realtidsovervågning af patienter.

Telemedicin inden for gastroenterologi giver en unik mulighed for at udvide adgangen til behandling, fremme forebyggelse og forbedre patienternes livskvalitet. Om det bliver en succes, afhænger af, om sundhedspersonalet tager det til sig, om patienterne accepterer det, og om der indføres passende regler og protokoller.

Fremtidige innovationer og deres potentielle indflydelse på praksis.

Gastroenterologi er ligesom mange andre medicinske områder i konstant udvikling. Teknologiske og videnskabelige innovationer ændrer den måde, sundhedspersonalet diagnosticerer, behandler og håndterer gastrointestinale tilstande på. I den forbindelse er det vigtigt for alle fagfolk at forstå og forudse disse innovationers indvirkning på den daglige praksis.

Miniaturisering af diagnostiske værktøjer
Med fremkomsten af nanoteknologi og mikroudstyr er de diagnostiske værktøjer blevet mindre og mere effektive. Pillekameraer kan f.eks. nu navigere i fordøjelsessystemet og give detaljerede billeder uden behov for invasiv indgriben.
Effekt: Mindre stress og ubehag for patienterne. Reduceret behov for anæstesi og invasive procedurer.

Genterapi og personlig medicin
Den voksende forståelse af det menneskelige genom og de specifikke genetiske markører, der er forbundet med visse gastrointestinale sygdomme, betyder, at man nu kan forestille sig målrettede behandlinger.
Effekt: Mere effektive behandlinger, færre bivirkninger og en bedre forståelse af sygdommens udvikling.

Kunstig intelligens (AI) i gastroenterologi
AI kombineret med medicinsk billeddannelse kan hjælpe med hurtigt og præcist at identificere abnormiteter som f.eks. polypper under en koloskopi.
Effekt: Hurtigere diagnose, færre menneskelige fejl og bedre behandlingskvalitet.

Mikrobiomer og målrettet terapi
Forskning i tarmens mikrobiom har fremhævet dets rolle i mange gastrointestinale lidelser. Behandlinger med probiotika eller endda mikrobiotatransplantationer er i øjeblikket ved at blive undersøgt.
Effekt: Innovative terapeutiske tilgange, der kan revolutionere behandlingen af sygdomme som irritabel tyktarm og Crohns sygdom.

Virtuel træning og augmented reality
Augmented reality og virtual reality kan bruges til at træne læger og sygeplejersker i komplekse procedurer og give en fordybende læringsoplevelse.

Effekt: Bedre forberedelse af fagfolk, reduktion af risikoen for fejl og forbedring af patientsikkerheden.

Gastroenterologien står på tærsklen til en stor forandring takket være disse innovationer. Men på trods af de ubestridelige fordele ved disse fremskridt er det vigtigt at nærme sig disse nye teknologier med forsigtighed og sikre, at medicinsk etik og patientsikkerhed forbliver i centrum for enhver vedtagelse. Selv om disse innovationer er lovende, vil de også kræve løbende uddannelse for at sikre, at de integreres optimalt i den kliniske hverdag.

Kapitel 18

SJÆLDNE SYGDOMME OG KOMPLEKSE SAGER I GASTROENTEROLOGI

Præsentation
mindre almindelige sygdomme.

Gastroenterologi er et stort område, der omfatter en lang række sygdomme, fra de mest almindelige til de sjældneste. Mens tilstande som gastroøsofageal reflukssygdom (GERD) og Crohns sygdom er relativt velkendte, er der andre mindre almindelige tilstande, som det er lige så vigtigt for sundhedspersonale og patienter at forstå.

1. Kronisk intestinal pseudo-obstruktion (CIPO)
Denne tilstand er kendetegnet ved symptomer på tarmobstruktion uden nogen åbenlys mekanisk årsag. Patienterne oplever ofte mavesmerter, kvalme og udspiling uden nogen egentlig blokering.
Hovedsymptomer: Mavesmerter, opkastninger, svær forstoppelse.
Behandling: Terapeutiske tilgange kan omfatte prokinetiske lægemidler, tilpasset kost og i ekstreme tilfælde kirurgi.

2. Ogilvie-syndromet
Dette er en akut udvidelse af tyktarmen uden mekanisk obstruktion. Det er ofte forbundet med kirurgi, infektion eller medicin.
Hovedsymptomer: Udspilet mave, smerter, forstoppelse.
Behandling: Behandlingen er generelt baseret på at korrigere den underliggende årsag, stoppe de ansvarlige lægemidler og i nogle tilfælde dekomprimere tyktarmen.

3. Divertikulær sygdom i tyndtarmen
I modsætning til divertikulose i tyktarmen er denne tilstand sjælden og vedrører små divertikler, der dannes i tyndtarmen.
Hovedsymptomer: Mavesmerter, diarré, blødning.

Behandling: Antibiotika til behandling af tilknyttede infektioner, en specifik diæt og i nogle tilfælde operation kan være nødvendig.

4. Zollinger-Ellisons syndrom
Dette sjældne syndrom skyldes tumorer i bugspytkirtlen eller tolvfingertarmen, som udskiller for meget gastrin, hvilket fører til overdreven produktion af mavesyre.
Hovedsymptomer: Mavesår eller sår på tolvfingertarmen, diarré, gastroøsofageal refluks.
Behandling: Protonpumpehæmmere for at reducere syresekretionen og operation for at fjerne tumorer.

5. Primær skleroserende cholangitis
Dette er en levertilstand, hvor galdegangene bliver betændte og arrede. Den er ofte forbundet med colitis ulcerosa.
Hovedsymptomer: Gulsot, kløe, mavesmerter.
Behandling: Medicin til behandling af betændelse, operation for at åbne blokerede galdegange og i fremskredne tilfælde en levertransplantation.

Selv om disse sygdomme er mindre almindelige, udgør de en udfordring for sundhedspersonalet på grund af deres komplekse diagnose og flerdimensionelle behandling. Dybtgående viden om disse sygdomme kombineret med et tæt samarbejde mellem gastroenterologer, kirurger, radiologer og andre specialister er afgørende for at give patienterne den bedst mulige behandling.

Håndtering af atypiske tilfælde og differentialdiagnose.

Inden for gastroenterologi er det, som inden for andre medicinske områder, ikke ualmindeligt at støde på atypiske tilfælde. Disse situationer kan udfordre den oprindelige diagnose og kræver en metodisk tilgang for at etablere en nøjagtig og effektiv diagnose. Her spiller differentialdiagnosen en afgørende rolle, så klinikerne kan skelne mellem flere tilstande med lignende symptomer.

1. Betydningen af differentialdiagnose
Differentialdiagnosen er en hjørnesten i klinisk medicin. Det er en liste over mulige tilstande, som klinikeren opstiller på baggrund af patientens symptomer og kliniske tegn. Inden for gastroenterologi er symptomerne ofte uspecifikke, hvilket gør den første diagnose vanskelig. Mavesmerter kan f.eks. have dusinvis af mulige årsager.

2. Håndtering af almindelige, men misvisende symptomer
- **Mavesmerter**: Årsager kan være mavesår, galdesten, blindtarmsbetændelse, diverticulitis og mange flere. Placeringen, arten og de tilknyttede symptomer kan hjælpe med at indsnævre listen over differentialdiagnoser.
- **Diarré**: Er det infektiøst, inflammatorisk, funktionelt som IBS (Irritable Bowel Syndrome) eller måske på grund af malabsorption som cøliaki?
- **Dysfagi (synkebesvær)** : Er det et mekanisk problem som f.eks. kræft eller stenose, eller skyldes det en motorisk lidelse som f.eks. achalasi?

3. Brug af diagnostiske værktøjer
Når klinikeren har opstillet en liste over mulige diagnoser, kan forskellige diagnostiske værktøjer som endoskopi, ultralydsscanninger, blodprøver og biopsier bruges til at bekræfte eller udelukke specifikke tilstande.

4. Udfordringer ved atypiske præsentationer
Atypiske tilfælde følger ikke manualen. En patient kan have symptomer, der virker selvmodsigende eller er diskrete. I disse situationer er det vigtigt at lytte nøje til patienten, optage en detaljeret sygehistorie og overvåge patienten nøje.

5. Vigtigheden af konsultation og samarbejde

I komplekse eller atypiske tilfælde kan samarbejde med kolleger og endda konsultation med specialister fra andre fagområder være uvurderligt. Desuden kan en gennemgang af patientens sygehistorie, medicinering og nylige rejser ofte give afgørende ledetråde.

Håndtering af atypiske tilfælde inden for gastroenterologi kræver en kombination af skarpe kliniske færdigheder, indgående kendskab til patologien og en holistisk tilgang til patienten. Samtidig med at gastroenterologer anerkender grænserne for deres egen ekspertise, skal de være parate til at søge råd hos kolleger og genoverveje deres oprindelige antagelser for at sikre den bedst mulige behandling af patienten.

Samarbejde med andre specialer om komplekse tilfælde.

Selv om gastroenterologi er specialiseret, fungerer den ikke i en silo. Den er tæt forbundet med andre medicinske discipliner, primært fordi mave-tarmsystemet interagerer med næsten alle andre systemer i kroppen. I komplekse tilfælde, hvor symptomerne går ud over den typiske mave-tarm-lidelse, er samarbejde med andre specialister ikke kun gavnligt, men ofte afgørende for at sikre en holistisk patientbehandling.

1. Almindelige forbindelser i gastroenterologi
- **Almindelige kirurger**: Til indgreb som tarmresektioner, fjernelse af galdeblæren eller operationer på lever og bugspytkirtel.
- **Radiologer**: Til dybdegående billeddannelse, såsom MRI, CT-scanning eller endoskopisk ultralyd.

- **Reumatologer**: Mange inflammatoriske tarmsygdomme, såsom Crohns sygdom, kan have ekstraintestinale manifestationer, herunder led.
- **Dermatologer**: Visse gastrointestinale tilstande, som f.eks. cøliaki, kan vise sig gennem hudsymptomer.
- **Endokrinologer**: Leveren spiller en vigtig rolle i reguleringen af stofskiftet, og lidelser som leversteatose er ofte forbundet med endokrine lidelser, især diabetes.

2. Kommunikation og koordinering

Lægeteams skal arbejde tæt sammen og dele deres viden og ekspertise for at kunne stille en præcis diagnose og lægge en behandlingsplan for patienten. Dette lettes af tværfaglige møder, hvor sager diskuteres, medicinske billeder gennemgås, og behandlingsbeslutninger træffes i fællesskab.

3. Navigere i vejkryds

Mavetarmsygdomme kan ofte være et symptom på eller en forværrende faktor for en anden underliggende tilstand. For eksempel kan hjertesvigt forårsage overbelastning af leveren. I disse tilfælde er evnen til at arbejde sammen med andre specialister, f.eks. kardiologer, afgørende.

4. Uddannelse og træning

Efteruddannelse og udveksling af information mellem specialer er afgørende. Workshops, konferencer og fællesmøder gør det muligt for gastroenterologer og deres kolleger fra andre fagområder at holde sig ajour med de seneste fremskridt inden for hvert felt.

Medicin er et sammenhængende område. Ved at anerkende værdien af tværfagligt samarbejde kan sundhedspersonalet sikre en mere omfattende tilgang til behandling og imødekomme deres patienters varierede og komplekse behov. Inden for gastroenterologi er dette samarbejde særligt relevant, da mave-tarmsystemet er kernen i mange systemiske interaktioner.

Kapitel 19

PATIENTOVERGANG : HOSPITALSAFDELING EN DERHJEMME

Planlægning af udskrivelse og koordinering af pleje.

Udskrivningsplanlægning er en afgørende fase i en patients behandling. Den sikrer, at patienterne får den pleje og støtte, de har brug for til at håndtere deres sygdom eller rekonvalescens sikkert derhjemme eller i et andet plejemiljø. Inden for gastroenterologi, hvor tilstande kan variere fra simpel fordøjelsesbesvær til alvorlig sygdom, der kræver operation, er udskrivningsplanlægningen flerdimensionel og skal koordineres omhyggeligt.

1. Vurdering af patienten
Før udskrivelsen planlægges, er det nødvendigt med en grundig vurdering af patienten. Denne vurdering omfatter :

- **Nuværende helbredstilstand**: Er den stabil? Hvad er de potentielle risici?
- **Krav til medicinering**: Hvilken medicin skal patienten tage? Og hvor ofte?
- **Evne til at klare sig selv: Er** patienten i stand til at klare sig selv i hjemmet? Har han brug for hjælp?
- **Hjemmemiljø**: Er patientens hjem tilpasset de aktuelle medicinske behov? Er der nogen potentielle forhindringer eller farer?

2. Planlægning og koordinering
- **Klare instruktioner**: Patienterne skal forstå deres tilstand, den medicin, de skal tage, de tegn og symptomer, de skal være opmærksomme på, og hvornår de skal søge læge.
- **Opfølgende aftaler**: Planlæg konsultationer efter hospitalet med gastroenterologen og eventuelt andre specialister.
- **Hjemmepleje:** Organiser om nødvendigt hjemmesygepleje, fysioterapi eller andre sundhedsydelser.

- **Integration med primærsektoren**: Informer patientens praktiserende læge om udskrivelsen, den aktuelle sygdomstilstand og eventuelle ændringer i medicineringen.

3. Patientuddannelse og ressourcer
At give patienterne uddannelsesressourcer om deres sygdom, behandlinger, diæter osv. Uddannelse er afgørende for selv at kunne håndtere sygdommen.

4. Følelsesmæssig støtte
Anerkend, at udskrivning fra hospitalet kan være en stressende tid for patienterne. Tilbyd ressourcer til følelsesmæssig støtte, f.eks. støttegrupper eller terapier.

5. Kommunikation
Sørg for en åben kommunikationslinje mellem patienten og det medicinske team. Dette kan omfatte nødnumre i tilfælde af komplikationer eller bekymringer.

Udskrivningsplanlægning inden for gastroenterologi indebærer meget mere end blot at udlevere en medicinsk recept. Det kræver omhyggelig koordinering, åben kommunikation og løbende støtte for at sikre patienternes sikkerhed og velbefindende. Ved at investere tid og ressourcer i denne proces kan sundhedspersonalet sikre, at deres patienter er godt forberedt på den næste fase af deres behandling.

Uddannelse af patienter for effektiv selvledelse.

Patientuddannelse spiller en vigtig rolle inden for gastroenterologi. Gastrointestinale tilstande, uanset om det er almindelige lidelser eller kroniske sygdomme, kan have stor gavn af effektiv selvbehandling. Men hvis patienterne skal spille en aktiv rolle i deres eget helbred, skal de først og fremmest have den nødvendige viden og de nødvendige færdigheder.

1. Forståelse af sygdommen
- **Information om sygdommen**: Forklar sygdommen i detaljer for patienten, herunder dens årsager, symptomer og sandsynlige forløb.
- **Billeder og diagrammer**: Brug billeder eller animationer til at illustrere og forstå de komplekse aspekter af sygdommen.

2. Håndtering af medicin
- **Præcise instruktioner**: Sørg for, at patienten fuldt ud forstår indgivelsesmetoden, doseringen og behandlingens varighed.
- **Bivirkninger**: Information om potentielle bivirkninger, og hvad man skal gøre, hvis de opstår.
- **Opbevaring af medicin**: Giv anvisninger på, hvordan medicinen skal opbevares, især hvis den kræver særlige forhold.

3. Ernæringsmæssig rådgivning
- **Særlige diæter**: Nogle mave-tarm-lidelser kan kræve særlige diæter. Giv klare retningslinjer, eksempler på måltider og om muligt opskrifter.
- **Fødevarer, der skal undgås**: Identificer fødevarer, der kan forværre symptomerne eller forstyrre medicinen.

4. Genkendelse af symptomer
- **Symptomdagbog**: Opfordr patienterne til at føre dagbog over deres symptomer. Det kan hjælpe med at identificere potentielle udløsere og justere behandlingen.
- **Advarselstegn**: Informer patienten om symptomer, der kræver øjeblikkelig lægehjælp.

5. Teknikker til egenomsorg

- **Afslapning og stresshåndtering**: Stress kan forværre mange gastrointestinale lidelser. Foreslå afslapningsteknikker som meditation eller dyb vejrtrækning.
- **Tilpasset motion**: Foreslå tilpassede fysiske aktiviteter, der kan hjælpe med at håndtere symptomer, samtidig med at der tages hensyn til patientens begrænsninger.

6. Psykologisk støtte

Nogle gastrointestinale tilstande, især kroniske inflammatoriske sygdomme, kan have en psykologisk indvirkning. Henvis patienten til passende ressourcer, f.eks. støttegrupper eller terapier.

7. Personlig handlingsplan

Hver patient er unik. Arbejd sammen med dem om at udvikle en handlingsplan, der er skræddersyet til deres behov, symptomer og livsstil.

Patientuddannelse er hjørnestenen i selvbehandling inden for gastroenterologi. Det forbedrer ikke kun patienternes compliance og livskvalitet, men reducerer også komplikationer og hospitalsindlæggelser. Sygeplejersker spiller en afgørende rolle i denne proces, da de ofte er det tætteste led mellem læge og patient. Ved at investere i uddannelse giver vi patienterne redskaberne til at blive informerede aktører i deres eget helbred.

Langsigtet overvågning og vigtigheden af kontinuitet i plejen.

Behandlingen af mave-tarm-lidelser stopper ikke, når en patient udskrives fra hospitalet eller ved afslutningen af et bestemt behandlingsforløb. For mange patienter kræver gastroenterologi langvarig opfølgning for at sikre den bedst mulige livskvalitet og forebygge eller minimere komplikationer. Kontinuitet i plejen, som sikrer en ensartet og konsekvent behandling, er kernen i denne proces.

1. Behovet for langsigtet overvågning
   - **Overvågning af kroniske tilstande**: Tilstande som Crohns sygdom, colitis ulcerosa eller skrumpelever kræver regelmæssig overvågning for at opdage eventuelle komplikationer eller tilbagefald.
   - **Tilpasning af behandlinger**: Patienternes behov kan ændre sig. Regelmæssig overvågning giver os mulighed for at justere medicin eller doser i forhold til symptomer eller sygdommens udvikling.
   - **Forebyggelse af komplikationer**: Visse gastrointestinale tilstande kan føre til alvorlige komplikationer, hvis de ikke behandles. Regelmæssig overvågning giver mulighed for tidlig indgriben.

2. Kontinuitet i plejen: et vigtigt led
   - **Overførsel af information**: Sikring af smidig kommunikation mellem de forskellige sundhedsprofessionelle (læger, sygeplejersker, specialister), så alle involverede har de mest opdaterede oplysninger om patienten.
   - **Forholdet mellem patient og behandler**: Et løbende forhold til patienten fremmer tillid, hvilket kan forbedre overholdelse af behandlingen og deling af information.
   - **Plejekoordinering**: Sikring af, at anbefalingerne fra forskellige specialister er kompatible og koordinerede.

3. Vigtigheden af efteruddannelse
   - **Udviklende viden**: Patienterne skal holdes informeret om nye fremskridt inden for behandling og sygdomshåndtering.

- **Selvforvaltning**: At give patienterne de værktøjer, de har brug for til at overvåge deres symptomer og vide, hvornår de skal søge hjælp.

4. Logistiske aspekter

- **Planlægning af besøg**: Organiser regelmæssige aftaler, der er tilpasset patientens patologi og behov.
- **Styring af journaler**: Sikring af, at lægejournaler holdes ajour for at lette kontinuiteten i behandlingen, især hvis patienten skal se forskellige specialister.

5. Sygeplejerskens centrale rolle

Sygeplejersken spiller ofte rollen som koordinator i den langsigtede opfølgning og er den første person, patienterne kontakter, hvis de har et problem. Deres rolle er afgørende for :

- Vurder jævnligt patientens situation.
- Forbindelsen mellem patienten og lægen eller andre specialister.
- Tilbyder løbende uddannelse og besvarer patienternes spørgsmål.

Langtidsopfølgning og kontinuitet i plejen er afgørende for at sikre optimal pleje af gastroenterologiske patienter. Ved at sikre regelmæssig, passende og koordineret opfølgning er det muligt at forbedre patienternes livskvalitet betydeligt og forebygge mange komplikationer. Sygeplejersken, som er kernen i denne tilgang, er en vigtig søjle i at sikre kontinuitet og kvalitet i plejen.

Kapitel 20

KONKLUSION: FREMTIDENS SYGEPLEJE I GASTROENTEROLOGI

Teknologiske innovationer og deres indvirkning på virksomheden.

I årenes løb har lægevidenskaben oplevet utallige teknologiske fremskridt, som hver især har haft en betydelig indvirkning på den måde, behandlingen leveres på. Gastroenterologi er som medicinsk speciale ingen undtagelse. For sygeplejersker inden for dette område ændrer disse innovationer ikke kun den måde, de yder pleje på, men også den måde, de interagerer med patienter, det medicinske team og selve teknologien på.

1. Fremkomsten af kapselendoskopi
- **Beskrivelse: Dette er en** lille kapsel med et kamera, som, når den er indtaget, bevæger sig gennem fordøjelsessystemet og sender billeder i realtid.
- Indvirkning på virksomheden :
  - **Mindre invasiv**: Reducerer behovet for mere invasive endoskopier.
  - **Uddannelse**: Sygeplejersker skal forstå, hvordan det fungerer, og kunne instruere patienter i brugen af det.

2. Robotteknologi og kirurgisk assistance
- **Beskrivelse**: Kirurgiske robotter som da Vinci giver mulighed for mere præcise og mindre invasive operationer.
- Indvirkning på virksomheden :
  - **Teknisk support**: Sygeplejersker kan uddannes til at hjælpe med robotprocedurer.
  - **Hurtigere bedring: Den** postoperative behandling kan ændres, fordi indgrebene ofte er mindre traumatiske for kroppen.

3. Telemedicin
- **Beskrivelse**: Fjernkonsultationer via videoplatforme.
- Indvirkning på virksomheden :

- **Udvidet adgang**: Gør det muligt for sygeplejersker at nå ud til patienter i fjerntliggende eller svært tilgængelige områder.
- **Løbende uddannelse**: Sygeplejersker skal uddannes i værktøjer og software samt i effektiv virtuel kommunikation.

4. Kunstig intelligens og dataanalyse
- **Beskrivelse**: Brug af AI til at analysere data, forudsige sygdomme og personliggøre behandling.
- Indvirkning på virksomheden :
  - **Informeret beslutningstagning**: Sygeplejersker kan bruge algoritmer til at hjælpe med at identificere problemer hurtigt.
  - **Etik**: Spørgsmål om datafortrolighed og fortolkning af AI-resultater.

5. Bærbare applikationer og enheder
- **Beskrivelse**: Apparater, der overvåger symptomer og spisevaner, og overvågningsapplikationer til patienter.
- Indvirkning på virksomheden :
  - **Overvågning i realtid**: Giver sygeplejerskerne mulighed for at overvåge patienternes fremskridt og symptomer i realtid.
  - **Uddannelse**: Sygeplejersker skal vejlede patienter i korrekt brug af disse teknologier.

I takt med at teknologien fortsætter med at udvikle sig i et hidtil uset tempo, udvikler den gastroenterologiske sygeplejerskes rolle sig tilsvarende. Disse fagfolk skal ikke kun være opdateret med de nyeste innovationer, men også være parate til at tilpasse sig og udvikle sig med dem. Selv om det kan virke skræmmende, lover disse teknologiske fremskridt at forbedre patientplejen, hvilket gør erhvervet endnu mere givende.

Fremtidige udfordringer
og behovet for løbende uddannelse.

I takt med at medicinen udvikler sig, øges også de udfordringer, som sundhedspersonalet står over for. Inden for gastroenterologi befinder sygeplejersker sig ved en skillevej mellem hurtige teknologiske forandringer, nye lægemiddelbehandlinger og en aldrende global befolkning med stadig mere komplekse sundhedsbehov. I denne sammenhæng bliver behovet for efteruddannelse endnu mere afgørende.

En af de slående realiteter i moderne medicin er den hastighed, hvormed information og teknikker udvikler sig. Mave- og tarmsygdomme forstås f.eks. bedre i dag end for ti år siden takket være fremskridt inden for genomik og molekylærbiologi. Det betyder, at gårsdagens behandlinger måske ikke længere er de mest effektive eller hensigtsmæssige i dag.

Sygeplejerskerne skal også tilpasse sig den stigende brug af teknologi inden for gastroenterologi. Fra telemedicin til robotassisteret endoskopi kan disse værktøjer forbedre præcision og effektivitet, men de kræver også et nyt sæt færdigheder. Uden løbende træning er der risiko for, at sygeplejerskerne bliver overvældet af de værktøjer, de forventes at mestre.

Det etiske og lovgivningsmæssige landskab i sundhedsvæsenet udvikler sig også. Spørgsmål om datafortrolighed, informeret samtykke i en digital verden eller etiske dilemmaer i forbindelse med nye behandlinger eller teknologier betyder, at sygeplejersker hele tiden skal være opdaterede for at kunne tilbyde respektfuld pleje i overensstemmelse med reglerne.

Efteruddannelse gør det også muligt for sygeplejersker at opretholde deres certificering og medlemskab af faglige organisationer, hvilket sikrer, at de lever op til fagets højeste standarder.

Men ud over det simple behov for at holde sig opdateret er der en dybere grund til at efteruddanne sig: dedikation til fremragende pleje. Patienter forventer at blive plejet af kompetente og vidende fagfolk. Ved at deltage i efteruddannelse viser sygeplejersker ikke kun deres engagement i deres egen professionalisme, men også i deres patienters sundhed og velbefindende.

I sidste ende understreger de fremtidige udfordringer inden for gastroenterologi, hvad enten de er teknologiske, etiske eller medicinske, vigtigheden af efteruddannelse. For sygeplejersker sikrer det, at de forbliver på forkant med deres felt og tilbyder den bedst mulige pleje til dem, der har mest brug for det.

Motivation og opmuntring til aspiranter til dette spændende erhverv.

Når man overvejer en karriere inden for den medicinske verden, kan det være let at blive overvældet af de mange specialer og roller, der er til rådighed. Men for dem, der er fascineret af fordøjelsessystemets kompleksitet og betydning og ønsker at gøre en konkret forskel i patienternes liv, er en karriere som gastroenterologisk sygeplejerske en usædvanlig givende vej.

Rollen som gastroenterologisk sygeplejerske er både varieret og specialiseret. Du vil få mulighed for at være involveret i diagnosticering, terapeutiske indgreb, behandlingsstyring og patientuddannelse. Det giver dig mulighed for at tilegne dig alsidige færdigheder, samtidig med at du specialiserer dig i en disciplin, der er i konstant udvikling på grund af medicinske fremskridt.

Det er et felt, hvor teknologi møder menneskelighed. Hvis du brænder for de nyeste teknologiske fremskridt, bør du vide, at gastroenterologi er på forkant med mange medicinske nyskabelser. Men uanset teknologien er den menneskelige kontakt stadig afgørende. Som sygeplejerske vil du ofte være det første kontaktpunkt for patienterne, hvor du guider dem gennem deres medicinske rejse, beroliger dem i deres angstfyldte øjeblikke og fejrer deres sejre, store som små, sammen med dem.

Mavetarmsygdommenes kompleksitet betyder også, at hver dag er forskellig. Hver patient giver en ny udfordring, et nyt puslespil, der skal løses. Denne daglige dynamik er stimulerende og giver en uovertruffen faglig tilfredsstillelse, fordi man ved, at hver eneste handling, man foretager, bidrager til at forbedre en persons livskvalitet.

Desuden giver dette speciale dig mulighed for at arbejde tæt sammen med et tværfagligt team af sundhedspersonale. Du lærer løbende, både gennem formel uddannelse og gennem udveksling med dine kolleger.

Og lad os være ærlige: Trods sin vigtighed er gastroenterologi ofte et område, der er dårligt forstået eller forsømt af den brede offentlighed. Ved at vælge denne vej sætter du dig selv i spidsen for at øge bevidstheden, uddanne og frem for alt bringe kvalitetspleje til dem, der har brug for det.

Endelig skal du huske dette: Hver gang du hjælper en patient med at navigere i fordøjelsessystemets kompleksitet, hver gang du bringer trøst, hver gang du anvender din viden til at løse et problem, gør du en forskel. Denne evne til at påvirke andres liv positivt er et privilegium, et ansvar og uden tvivl en kilde til enorm tilfredshed.

Så til dem af jer, der ønsker at blive en del af dette speciale, skal I vide, at det eventyr, der venter jer, er rigt, givende og dybt menneskeligt. Omfavn denne karriere med lidenskab og engagement, og du vil uden tvivl opdage en af de mest givende veje i den medicinske verden.

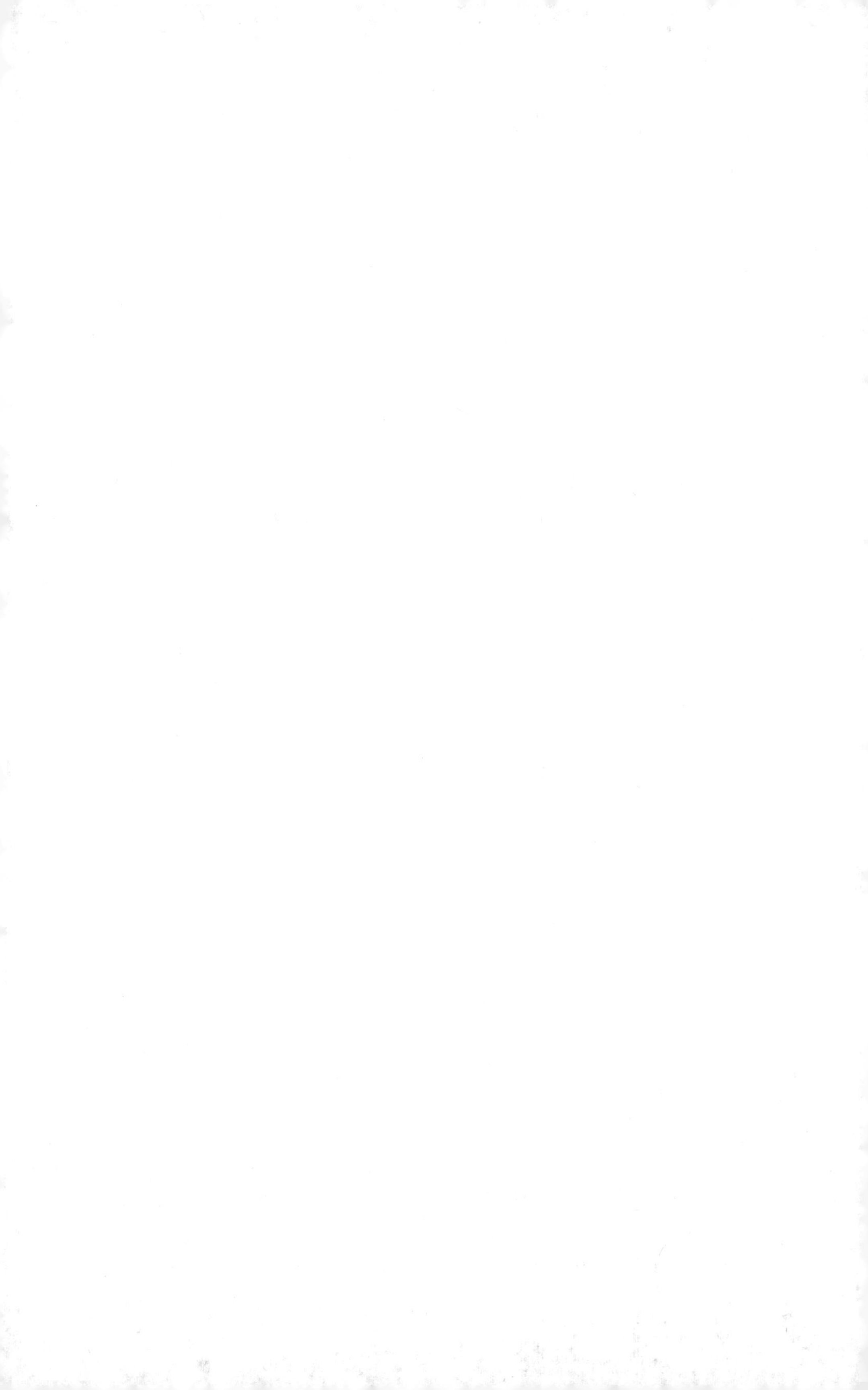